医疗机构医务人员"三基"训练习题集

麻醉科

（第 2 版）

东南大学出版社

南　京

图书在版编目(CIP)数据

医疗机构医务人员"三基"训练习题集.麻醉科 / 马正良，
丁正年主编. —2版. —南京：东南大学出版社，(2022.3重印)
　ISBN　978 - 7 - 5641 - 6439 - 3

　Ⅰ.①麻…　Ⅱ.①马…②丁…　Ⅲ.①麻醉学—资格
考试—习题集　Ⅳ.①R614 - 44

中国版本图书馆 CIP 数据核字(2016)第 066097 号

医疗机构医务人员"三基"训练习题集——麻醉科（第2版）

主　　编	马正良　丁正年	
出 版 人	江建中	
出版发行	东南大学出版社	
	（江苏省南京市四牌楼 2 号东南大学校内　邮政编码 210096）	
网　　址	http://www.seupress.com	
印　　刷	南京京新印刷有限公司	
开　　本	710mm×1000mm　1/16	
印　　张	13	
字　　数	245 千字	
版次印次	2018 年 4 月第 2 版　2022 年 3 月第 7 次印刷	
印　　数	18001—19000	
书　　号	ISBN 978 - 7 - 5641 - 6439 - 3	
定　　价	30.00 元	

（＊东大版图书若有印装质量问题，请直接与营销部联系，电话 025－83791830）

医疗机构医务人员"三基"训练习题集
麻醉科(第2版)
编写人员

主　审　曾因明　杨建平　景　亮

主　编　马正良　丁正年

副主编　顾小萍　朱　伟　阚明秀　刘金东

编　委　(以汉语拼音为序)

　　　　　陈惠裕　陈建庆　顾连兵　洪　涛

　　　　　黄新冲　嵇富海　季　永　李金玉

　　　　　陆康生　钱　斌　饶丽华　邵东华

　　　　　史宏伟　宋　杰　孙灿林　王志萍

　　　　　尹　宁　赵志斌　朱珊珊

再版前言

麻醉学的发展日新月异,新技术、新药、新知识以前所未有的速度在临床上应用,这对从业人员的专业技术要求也与日俱增。麻醉学科,作为围术期学科群中的重要学科之一,正在为保障患者安全、促进手术患者康复、疼痛性疾病的诊断和治疗、急危重症患者的围术期管理和生命的急救和复苏做出令人瞩目的贡献。在麻醉诊疗工作中,麻醉"三基"的学习和掌握依然是麻醉医生从医的基础和医疗安全的保证。

遵照苏医协评[2014]20号文件"关于修编《医疗机构医务人员"三基"训练习题集——麻醉科》的通知"要求,在江苏省卫生计生委医政医管处和江苏省医院协会的领导下,在江苏省麻醉科医疗质量控制中心主任曾因明教授指导下,成立了包括全省各地麻醉学科带头人在内的主审、主编及编委的编委会。在前一版的基础上,以全国高等学校麻醉学专业规划教材(第三轮)为蓝本,结合了新的国内外麻醉专家共识、指南,于2014年9月开始,前后历经四次对"三基"训练习题集进行严格、科学的修订。

该习题集内容涵盖临床麻醉、生命急救与复苏、重症监测治疗和疼痛治疗。在前一版的基础上,增加了以临床病例为主线的习题,使之更接近于临床。

尽管做了许多严格、细致的工作,但是由于编者水平的限制,依然会有错误存在,欢迎各位医生在使用过程中及时指出并联系我们,在此表示衷心感谢!

马正良

2018年1月

目　　录

第一章　麻醉设备学

选择题

A1/A2 型题

1. 关于心电图的描述,下列选项错误的是　　　　　　　　　　　　（　　）

    A. 标准导联分为双极标准肢体导联（Ⅰ、Ⅱ、Ⅲ）,加压单极肢体导联（aVR、aVL、aVF）和单极胸前导联（V_1、V_2、V_3、V_4、V_5、V_6）

    B. Ⅰ、Ⅱ、Ⅲ、aVR、aVL、aVF 反映额面的心电变化,常用于检查心室下壁病变和左前分支传导阻滞

    C. V_1、V_2、V_3、V_4、V_5、V_6反映横面的心电变化,常用于检查左右心室肥厚和左右束支传导阻滞

    D. Ⅱ导联记录的 P 波和 QRS 波初始点清楚,常用于测量心率

    E. 标准肢体导联的连接方法是:Ⅰ导联 LA（＋）→RA（－）、Ⅱ导联 RA（＋）→LL（－）、Ⅲ导联 LA（＋）→LL（－）

2. 关于脑电双频谱指数 BIS 的描述,下列选项错误的是　　　　　　（　　）

    A. BIS 低于 60,绝大多数患者处于深度睡眠,对于声音刺激完全没有反应,不会发生术中知晓

    B. BIS 值在 40 以下有部分患者麻醉药过量

    C. BIS 对镇痛水平的监测不敏感

    D. 不同组合的麻醉药联合应用 BIS 值相同即代表着相同的麻醉深度

    E. BIS 适合监测静脉、吸入麻醉药与中小剂量阿片药合用的麻醉,不能监测 N_2O 和氯胺酮麻醉

3. 关于肌松监测的描述,下列选项错误的是　　　　　　　　　　　（　　）

    A. 四个成串刺激（TOF）是目前临床应用最广泛的刺激方式。

    B. TOF 是由四个频率为 2 Hz 的矩形波组合成一串刺激波,每个刺激脉冲宽度 0.2～0.3 ms,两组刺激间隔时间 12 s,刺激电流 40～60 mA

    C. 随着非去极化阻滞的加深四次刺激后按 T_4、T_3、T_2、T_1 顺序消失

    D. 深度非去极化阻滞后的恢复顺序依次为 T_4、T_3、T_2、T_1

    E. TOF（T_4/T_1）比值恢复至 0.9 可作为全麻后肌张力恢复的指征

4. 下列哪种情况<u>不会</u>影响 SpO_2 监测的正确性　　　　　　　　（　　）

    A. 重度贫血   B. 低血压

    C. 体温过低   D. 高铁血红蛋白血症

    E. 婴幼儿

5. 有关麻醉蒸发器的描述,下列选项错误的是   (   )

    A. 进入蒸发器的新鲜气流分两路,即通过旁路直接到达蒸发器出口的"稀释气"和通过蒸发室携带麻醉蒸汽到达蒸发器出口的"载气"

    B. 高原地区大气压较低,蒸发器的输出浓度增高

    C. 在没有温度补偿的蒸发器,输出浓度随着环境温度的升高而增高

    D. 临床使用的蒸发器只要调节刻度定在某一位置,不管新鲜气流怎样改变,输出浓度是恒定的

    E. 蒸发器是依据特定麻醉药的理化性质设计制作的,应该用于专用麻醉药物

参 考 答 案

选择题

  1. E   **2.** D   **3.** D   **4.** E   **5.** D

第二章　麻醉相关的神经生物学基础

一、名词解释

1. 压力感受器反射
2. 眼心反射
3. 赫-白氏反射
4. 化学感受性反射
5. 脑血流量的自身调节
6. 疼痛
7. 应激反应

二、选择题

A1/A2 型题

1. 局麻药中毒时,发生惊厥的主要机制是　　　　　　　　　　　　　　　（　　）
   A. 大脑皮质兴奋　　　　　　　　　　B. 兴奋大脑兴奋性通路
   C. 抑制大脑抑制性通路　　　　　　　D. 兴奋交感神经系统
   E. 抑制副交感神经系统

2. 维持基本正常的呼吸节律呼吸中枢位于　　　　　　　　　　　　　　　（　　）
   A. 延髓　　　　　　　　　　　　　　B. 脑桥
   C. 大脑皮质　　　　　　　　　　　　D. 延髓与脑桥
   E. 延髓与大脑皮质

3. 伤害性信息向中枢传递的第一中继站是　　　　　　　　　　　　　　　（　　）
   A. 延髓　　　　　　　　　　　　　　B. 脊髓背角
   C. 大脑皮层　　　　　　　　　　　　D. 边缘系统
   E. 丘脑

4. 椎管内麻醉的阻滞平面通常是指　　　　　　　　　　　　　　　　　　（　　）
   A. 交感神经阻滞平面　　　　　　　　B. 感觉神经阻滞平面
   C. 运动神经阻滞平面　　　　　　　　D. 体神经阻滞平面
   E. 感觉运动复合平面

5. 体温每降低 1℃,脑血流量降低约　　　　　　　　　　　　　　　　　（　　）
   A. 2%～3%　　　　　　　　　　　　B. 4%～5%
   C. 6%～7%　　　　　　　　　　　　D. 10%～11%
   E. 13%～15%

6. 静息时脑平均耗氧量相当于全身氧耗量的　　　　　　　　　　　　　　（　　）

A. 10%　　　B. 20%　　　C. 30%　　　D. 35%　　　E. 40%

7. 下列哪些是中枢抑制性递质　　　　　　　　　　　　　　　（　　）

A. γ-氨基丁酸、甘氨酸　　　　　　B. 谷氨酸、天冬氨酸

C. 肾上腺素、去甲肾上腺素　　　　D. 多巴胺、儿茶酚胺

E. 乙酰胆碱

8. 关于 $PaCO_2$ 对中枢神经系统的影响,下列说法**不正确**的是　　（　　）

A. $PaCO_2$ 降低可导致脑血管收缩

B. 降低 $PaCO_2$ 可增加脑血管阻力

C. 通过降低 $PaCO_2$ 降低颅内压

D. $PaCO_2$ 过低,可引起脑缺血、术后苏醒延迟

E. 适度降低 $PaCO_2$,配合头低位有益于脑保护

9. 下列关于脑血流量的说法,**不正确**的是　　　　　　　　　（　　）

A. 挥发性吸入麻醉药和血管扩张药多损害脑血流量的自身调节功能

B. 通常神经因素对脑血流量的影响很小

C. 随着年龄增加,脑血流进行性增多

D. 正常人脑血流量自身调节的范围约在平均动脉压 $50\sim150$ mmHg

E. 红细胞压积在 $0.3\sim0.45$ 的范围内波动时,对脑血流量的影响较小

10. 全喉切除术中,突然出现心动过缓、血压下降,可能的原因是　（　　）

A. 眼心反射　　　　　　　　　　　B. 出血过多

C. 麻醉过深　　　　　　　　　　　D. 颈动脉窦反射

E. 麻醉过浅

11. 神经肌肉接头中的运动单位是指　　　　　　　　　　　　　（　　）

A. 一个运动神经元

B. 一组具有相同功能的运动神经元群

C. 一组可产生某一动作的肌肉群

D. 一束肌纤维

E. 由一个 α 运动神经元及其所支配的全部肌纤维所组成的功能单位

12. 神经纤维产生动作电位的频率决定于　　　　　　　　　　　（　　）

A. 超常期长短　　　　　　　　　　B. 相对不应期长短

C. 低常期长短　　　　　　　　　　D. 绝对不应期长短

E. 整个动作电位时程长短

13. 下列关于心迷走神经叙述,**不正确**的是　　　　　　　　　（　　）

A. 其节前纤维起源于延髓

B. 与心内神经节形成突触联系

C. 节前神经纤维递质为乙酰胆碱

D. 节后神经纤维递质为去甲肾上腺素

E. 和心动过缓有关

14. 内脏痛的特征是 （　　）

A. 对切割烧灼不敏感　　　　　　　B. 对缺血不敏感

C. 定位清楚　　　　　　　　　　　D. 疼痛局限

E. 疼痛常较轻且持续时间较短

15. 关于麻醉中减低颅内压的措施,下列选项不正确的是 （　　）

A. 甘露醇静滴　　　　　　　　　　B. 过度通气控制 $PaCO_2$

C. 联合应用呋塞米　　　　　　　　D. 使用丙泊酚静脉麻醉

E. 应用硝普钠控制性降压

16. 关于腰麻对患者的影响,下列叙述不正确的是 （　　）

A. 阻滞交感神经节前纤维,动静脉扩张,回心血量减少

B. 低血压的发生率与下降幅度与麻醉平面有关

C. 高位腰麻因使血压下降而通过压力反射使心率增快

D. 麻醉平面在 T_8 以下时,呼吸功能基本无影响

E. 腰麻时胃肠蠕动增加,胆汁反流入胃导致恶心、呕吐

三、简答题

1. 肺表面活性物质的主要生理功能有哪些?

2. 肺循环的生理结构有哪些特点?

3. 心肌代谢有哪些特点?

参 考 答 案

一、名词解释

1. 压力感受器反射:当血压升高时,颈动脉窦与主动脉弓受到刺激,反射性引起心率减慢、血压下降,并出现呼吸抑制;而当血压下降时,则反射性引起心率增快、血压回升和呼吸兴奋。

2. 眼心反射:压迫眼球,激惹或牵拉眼外肌,经由三叉神经眼睫支传入到脑干心血管中枢,整合后再由迷走神经传出,使心动过缓甚至停搏,这一现象称之为眼心反射。

3. 赫-白氏反射:肺泡吸气膨胀时,引起吸气中止,肺泡呼气回缩后,重又引起吸气,分别称为肺膨胀反射和肺缩小反射,总称肺牵张反射或赫-白氏反射。

4. 化学感受性反射:当血液中的 PaO_2 降低、$PaCO_2$ 和 H^+ 浓度升高时可兴奋颈动脉体和主动脉体,反射性使心率增快,心输出量增加,血压升高,心、脑血流量增加,同时引起呼吸加深加快,此现象称之为化学感受性反射。

5. 脑血流量的自身调节:脑循环有一种内在的调节功能,即平均动脉压在一定范围内(50~150 mmHg)波动时,脑循环可调节其血管阻力而维持脑血流恒定。

6. 疼痛:是一种与组织损伤或潜在组织损伤相关的不愉快的主观感觉和情感体验,是大多数疾病的共有症状,为人类共有且差异很大的一种不愉快的感觉。

7. 应激反应:当机体受到伤害性刺激时,如创伤、失血、饥饿、疼痛、缺氧、寒冷、过度的精神刺激等,机体发生一系列适应性和耐受性的反应,称为应激或应激反应。

二、选择题

1. C 解析:局麻药中毒引起的惊厥是由于选择性作用于边缘系统、海马和杏仁核,以及大脑皮层的下行抑制性通路,同时兴奋性神经递质谷氨酸释放增多,使下行抑制系统的抑制作用减弱,大脑皮层和皮层下的易化神经元以无抵抗的形式下行传导,导致兴奋性增强,肌牵张反射亢进,造成惊厥。

2. A 3. B 4. B 5. C

6. B 解析:静息时,脑的平均耗氧量为 3.5 ml/(100 g·min),全脑耗氧量(50 ml/min)占全身氧耗的 20%[米勒麻醉学(第 7 版),P312]。

7. A 8. E 9. C 10. D

11. E 解析:在脊髓前角中存在大量的运动神经元,α 运动神经元的轴突末梢在所支配的肌肉中分成许多小支,每一小支支配一根肌纤维。由一个 α 运动神经元及其所支配的全部肌纤维所组成的功能单位称作运动单位。

12. D 13. D 14. A 15. E 16. C

三、简答题

1. 肺表面活性物质的主要生理功能有哪些?
(1) 降低肺泡表面张力,减少吸气阻力,增加肺顺应性;
(2) 调整肺泡表面张力,稳定肺泡内压;
(3) 减少组织液生成,防止肺泡积液。

2. 肺循环的生理结构有哪些特点?
(1) 血管壁薄,可扩张性大;
(2) 途径短,阻力小;
(3) 血压低;
(4) 肺血容量呈周期性变化;

（5）受重力影响，肺内血流分布不均匀。

3. 心肌代谢有哪些特点？

（1）心肌可广泛利用各种营养物质供能；

（2）心肌代谢几乎全是有氧代谢，供能多，耗能也多；

（3）心肌氧储备及能量储备均少。

第三章　麻醉生理学

一、名词解释

1. 肺泡表面活性物质

2. 无效腔

3. 氧离曲线

4. 心指数

5. 前负荷

6. 基础代谢率

7. 恶性高热

二、选择题

A1/A2 型题

1. 眼科手术时可引起心功能过缓甚至停搏的反射是　　　　　　　　（　　）

    A. 眨眼反射　　　　　　　　　　　　B. 眼心反射

    C. 眼睑反射　　　　　　　　　　　　D. 瞳孔对光反射

    E. 主动脉弓和颈动脉窦的压力感受性反射

2. 肺的闭合容量是指　　　　　　　　　　　　　　　　　　　　（　　）

    A. 两侧肺呼出的气量　　　　　　　　B. 一侧肺呼出的气量

    C. 闭合气量　　　　　　　　　　　　D. 余气量

    E. 闭合气量与余气量之和

3. 酸中毒使血钾离子浓度增加的主要原因是　　　　　　　　　　（　　）

    A. 酸中毒时细胞破坏较多,钾离子释出较多

    B. 酸中毒尿量减少,排钾离子减少

    C. 组织细胞内外氢-钾离子交换较多

    D. 抗利尿激素分泌减少

    E. 醛固酮分泌减少

4. 剖胸手术时若病人仍保留自主呼吸,下列病理生理改变哪项<u>不对</u>　（　　）

    A. 反常呼吸　　　　　　　　　　　　B. 纵隔移位

    C. 纵隔摆动　　　　　　　　　　　　D. 通气/血流比值增加,致肺内分流

    E. 心排血量降低

5. 在心输出量不变的情况下,舒张压升高主要是因为　　　　　　（　　）

    A. 心率加快　　　　　　　　　　　　B. 大动脉弹性增大

    C. 循环血量增加　　　　　　　　　　D. 血液黏滞性增大

E. 外周阻力增大

6. 腰麻对生理的影响，下列叙述中错误的是　　　　　　　　　　　　（　　）

A. 阻滞交感神经节前纤维，使动、静脉扩张，回心血量减少

B. 低血压的发生率及下降幅度与麻醉平面有关

C. 高位腰麻因使血压下降而通过压力反射使心率增快

D. 麻醉平面在 T_8 以下时呼吸功能基本无影响

E. 腰麻时胃肠蠕动增加，胆汁反流入胃，易致恶心、呕吐

7. 关于老年病人肺功能改变的特点，下列选项<u>不正确</u>的是　　　　　（　　）

A. 肺总顺应性明显降低　　　　　　B. 肺弹性回缩能力减弱

C. 解剖和生理死腔无明显改变　　　D. 呼吸储备功能减少

E. 时间肺活量减小

8. 关于体温对循环系统的影响叙述，下列选项<u>错误</u>的是　　　　　（　　）

A. 窦房结受温度的影响最明显

B. 在一定范围内温度升高，心率加快

C. 低温降低心肌收缩力

D. 低温使血钾水平升高

E. 体温升高降低外周血管阻力

9. 使肾血流量增大的因素是　　　　　　　　　　　　　　　　　（　　）

A. 强烈运动　　　　　　　　　　　B. 疼痛

C. 交感神经兴奋　　　　　　　　　D. 静卧

E. 麻醉

10. 牵涉痛的可能机制是　　　　　　　　　　　　　　　　　　　（　　）

A. 大脑皮层病变

B. 体表的传入纤维止于前角细胞

C. 传导本体感觉

D. 患病内脏和被牵涉体表部位传入纤维终止于同一脊髓节段

E. 两部位的传入纤维止于相邻脊髓节段

11. 正常人心率超过 180 次/分时心排血量减少的主要原因是　　　　（　　）

A. 等容收缩期缩短　　　　　　　　B. 减慢射血期缩短

C. 快速充盈期缩短　　　　　　　　D. 减慢充盈期缩短

E. 心房收缩期缩短

12. 下列选项中，全麻期间<u>不增加</u>肺血管阻力的是　　　　　　　（　　）

A. 吸氧　　　　　　　　　　　　　B. 肺不张

C. 肺容量减少　　　　　　　　　　D. N_2O

E. 功能残气量增加

13. 心肌收缩力增强时,静脉回流量增加是因为 　　　　　　　(　)

A. 动脉血压升高
B. 心收缩期房内压降低

C. 心舒张期室内压降低
D. 血流速度加快

E. 毛细血管压降低,组织液重吸收增多

14. 产妇行硬膜外穿刺易误入血管的最主要原因是 　　　　　(　)

A. 硬膜外间隙血管怒张
B. 高血压

C. 硬膜外间隙狭窄
D. 脊椎弯曲度改变

E. 孕激素水平升高

15. 妊娠后孕妇循环血量逐渐增多,一般在哪周到达高峰 　　　(　)

A. 30 周　　　B. 32 周　　　C. 35 周　　　D. 38 周　　　E. 40 周

16. 某产妇患者在连续硬膜外麻醉下行剖宫产术,给药后 2 分钟患者出现头晕,心悸,血压降至 80/52 mmHg,心率增快至 120 次/分,最可能的诊断是(　)

A. 仰卧位低血压综合征
B. 全脊麻

C. 局麻药过敏
D. 肾上腺素反应

E. 局麻药毒性反应

17. 老年人脑萎缩的主要原因是 　　　　　　　　　　　　　(　)

A. 脑血流量减少
B. 脑脊液增加

C. 脑血管阻力增加
D. 脑灰质和白质体积缩小

E. 脑细胞浆合成蛋白能力下降

18. 老年人神经系统退行性变和功能下降发生于 　　　　　　(　)

A. 中枢神经
B. 周围神经

C. 自主神经
D. A+C

E. A+B+C

三、简答题

1. 功能余气量重要的生理作用有哪些?

2. 简述麻醉期间高二氧化碳血症对脑血流及颅内压的影响。

参 考 答 案

一、名词解释

1. 肺泡表面活性物质:是一种脂蛋白复合物,由脂质、蛋白质和糖组成,主要成分是二棕榈腺磷脂酰胆碱,以单分子层排列于肺泡内衬液气界面具有降低肺泡表面张力作用的物质。

2. 无效腔:在肺和呼吸道中,虽有通气但不能进行气体交换的区域,称为呼吸无效腔或死腔。麻醉病人有生理无效腔(由解剖无效腔和肺泡无效腔组成)和机械无效腔之分。

3. 氧离曲线:表示血红蛋白与氧结合和解离的曲线,血红蛋白与氧结合的饱和度取决于 PO_2,两者呈正相关。当 PaO_2 降低,氧解离增多,氧饱和度下降。氧离曲线呈"S"形,当氧分压在 $60 \sim 100$ mmHg 时,氧分压变化大,但氧饱和度变化很小。

4. 心指数:指每平方米体表面积的心输出量,用来衡量心脏功能。

5. 前负荷:心肌收缩前所负载的负荷称前负荷,它决定心肌收缩前的长度(心肌初始长度)。

6. 基础代谢率:是基础状态(即清晨清醒进食前,排除食物的特殊动力作用;平卧,排除肌肉活动的影响;环境温度在 $20 \sim 25℃$;安静)下单位时间内的能量代谢。

7. 恶性高热:是一种与药物和遗传基因相关的骨骼肌高代谢反应,出现全身骨骼肌强直性收缩,并发体温急剧上升及进行性循环衰竭等代谢亢进危象。

二、选择题

1. B　**2.** E　**3.** C　**4.** D　**5.** E　**6.** C　**7.** C　**8.** D　**9.** D
10. D　**11.** D　**12.** A　**13.** C　**14.** A　**15.** B　**16.** A　**17.** D　**18.** E

三、简答题

1. 功能余气量重要的生理作用有哪些?
(1) 对吸入肺泡的气体有缓冲作用;
(2) 可使肺泡内的 O_2 和 CO_2 分压保持相对稳定;
(3) 对肺泡内气体的弥散过程有稳定作用。

2. 简述麻醉期间高二氧化碳血症对脑血流及颅内压的影响。
(1) 可导致脑血管的显著扩张,脑血流量相应的增加,$PaCO_2$ 在 $20 \sim 100$ mmHg,每升降 1 mmHg,脑血流可相应增减 $1 \sim 2$ ml/100 g,在 120 mmHg 以上时,脑血管的扩张极为显著;
(2) 脑血容量增加,颅内压也随之升高;
(3) 可增加血脑屏障的通透性,增加脑组织的含水量,易产生脑水肿。

第四章　麻醉药理学基础

一、名词解释

1. 半数有效量（ED_{50}）

2. 半数致死量（LD_{50}）

3. 治疗指数（TI）

4. 血/气分配系数

5. 肺泡最低有效浓度（MAC）

二、选择题

A1/A2 型题

1. 下列说法<u>不正确</u>的是　　　　　　　　　　　　　　　　　　　（　　）

　　A. 药物的转运以主动转运为主

　　B. 被动转运一般分为单纯扩散和滤过

　　C. 单纯扩散主要受药物的脂溶性、极性和解离度等因素的影响

　　D. 滤过又称膜孔扩散，主要与药物分子大小有关

　　E. 主动转运是耗能过程

2. 下列说法<u>不正确</u>的是　　　　　　　　　　　　　　　　　　　（　　）

　　A. 弱酸性药物在酸性条件下解离型少，非解离型多，有利于药物转运

　　B. 弱酸性药物在碱性条件下解离型少，非解离型多，有利于药物转运

　　C. 药物与血浆蛋白结合后，暂时失去活性，是一种暂时的储存形式

　　D. 只有游离型的药物（未结合的）才能跨过细胞膜进一步被转运

　　E. 除少数药物以共价键的方式与血浆蛋白结合外，大多数药物的结合是
　　　可逆的，呈动态平衡

3. 下列关于药物作用选择性的描述中，<u>不正确</u>的是　　　　　　　（　　）

　　A. 同一剂量的某种药物对不同的组织器官引起不同的反应

　　B. 药物的选择性与组织和受体的亲和力、器官结构、生化过程有关

　　C. 药物作用的选择性是相对的

　　D. 选择性高的药物针对性强

　　E. 药物的选择性与药物的分布无关

4. 下列说法<u>不正确</u>的是　　　　　　　　　　　　　　　　　　　（　　）

　　A. 在一定剂量范围内，随药物剂量的增减，药物的效应也相应增减

　　B. 治疗指数越大，药物的安全性也越大

C. 效价强度是药物引起最大效应的能力

D. 半数有效量是指引起一半实验动物阳性反应的剂量

E. 半数致死量是指引起一半实验动物死亡的剂量

5. 某患者,体重 60 kg,身高 170 cm,静脉注射某药 60 mg,若测得其初始血药浓度为 15 μg/ml,则其表观分布容积为　　　　　　　　（　　）

    A. 20 L　　　　B. 4 ml　　　　C. 30 L　　　　D. 4 L　　　　E. 15 L

6. 药物半衰期恒定,一次给药后经过几个半衰期时间体内药物消除 96% 以上　　（　　）

    A. 9 个　　　　B. 7 个　　　　C. 5 个　　　　D. 3 个　　　　E. 1 个

三、简答题

1. 关于药物效应动力学,其药物的特异性作用机制包括哪些方面?

2. 影响 TCI 系统的因素有哪些?

参 考 答 案

一、名词解释

1. 半数有效量（ED_{50}）:是指药物引起半数实验动物发生阳性反应（质反应）的剂量。

2. 半数致死量（LD_{50}）:是指药物引起半数实验动物死亡的剂量。

3. 治疗指数（TI）:是 LD_{50} 与 ED_{50} 的比值,即 $TI = LD_{50} / ED_{50}$。是评价药物安全性的重要指标,值越大,药物安全性也越大。

4. 血/气分配系数:是指分压相等,即达到动态平衡时,麻醉药在两相(肺泡和血液)中浓度的比值。系数大的全麻药,诱导缓慢,苏醒期较长。

5. 肺泡最低有效浓度（MAC）:是指在一个大气压下使 50% 的患者或动物对伤害性刺激不产生体动反应(逃避反射)时肺泡气内麻醉药物的浓度。

二、选择题

1. A　**2.** B　**3.** E　**4.** C

5. D　**解析**:表观分布容积＝总药量/零时间血药浓度,其计算与病人身高体重无关。

6. C

三、简答题

1. 关于药物效应动力学,其药物的特异性作用机制包括哪些方面?

（1）对酶的影响；

（2）对离子通道的影响；

（3）影响自体活性物质的合成和储存；

（4）参与或干扰细胞代谢；

（5）影响核酸代谢；

（6）影响免疫机制；

（7）通过受体。

2. 影响 TCI 系统的因素有哪些？

（1）药物动力学参数；

（2）设备与仪器；

（3）患者因素。

第五章　麻醉设备学

一、选择题

A1/A2 型题

1. 关于持续正压通气模式(CPPV)描述,错误的是　　　　　　　　　　(　　)

   A. 双水平气道正压通气(BiPAP)采用调节持续气流的方式控制气道压,使患者交替在高、低两个 CPAP 水平上自主呼吸

   B. 气道压力释放通气(APRV)相当于间歇解除气道正压的 CPAP

   C. CPPV 是在自主呼吸条件下实施压力限定保持气道压高于大气压的通气支持模式

   D. CPPV 是间歇正压通气时采用 PEEP 阀保持整个通气周期气道压均高于大气压的通气模式

   E. CPPV 即同步间歇指令通气

2. 患者,男性,57 岁,身高 173 cm,体重 75 kg,在腹腔镜下行胃癌根治术,术前各项常规检查都在正常范围。实施气管插管静吸复合麻醉。设定气腹压力 14 mmHg,最大 CO_2 流量 30 L/min,调节潮气量、呼吸频率维持 ET-CO_2 35～40 mmHg,手术进行两个多小时时,突然发现呼末监测显示 $ETCO_2$ 68 mmHg、$FICO_2$ 20 mmHg,此时患者血压、心率较前稍增加,气道压较气腹开始时增加 3 cmH_2O。立即改用简易呼吸器进行人工呼吸,更换钠石灰,继续麻醉机人工呼吸,$ETCO_2$ 70 mmHg、$FICO_2$ 22 mmHg,请问什么原因,应如何处理　　　　　　　　　　　　　　　　　(　　)

   A. 气腹引起的高 CO_2 血症,应停止气腹改开放手术

   B. 患者高代谢产生高 CO_2 血症,应增加潮气量和通气频率

   C. 更换的钠石灰无效

   D. 监护仪失灵,更换监护仪

   E. 麻醉机呼吸活瓣失灵

3. 患者,女性,50 岁,身高 158 cm,体重 64 kg,入院诊断肝硬化,脾功能亢进。术前各项常规检查都在正常范围。入室时心率 88 次/分,血压 145/85 mmHg,SpO_2 96%,在气管插管静吸复合麻醉下行脾切除术。术中无呼末监测。进腹后不久,外科医师感觉肌松不够,患者鼓肠,追加肌松剂后鼓肠未好转,此时,患者血压逐渐开始下降,心率逐渐减慢,气道压逐渐

升高,但 SpO_2 始终是 100%,最低血压降到 65/40 mmHg,麻醉医师立即脱开气管插管与螺纹管衔接,患者鼓肠逐步缓解,心率、血压回升,再接麻醉机进行人工通气,上述表现再次出现。请问什么原因,应如何处理

（　　）

A. 麻醉过浅,患者术中知晓,应增加全麻药量

B. 镇痛不足,应追加麻醉性镇痛药用量

C. 肌松剂剂量不足,应再增加肌松剂用量

D. 气管导管误入食管,应拔出导管重新插管

E. 麻醉机呼气活瓣失灵,应立即更换麻醉机

4. 患者,男性,50 岁,身高 175 cm,体重 80 kg,因输尿管结石行经尿道输尿管镜下钬激光碎石术,术前各项常规检查都在正常范围。实施气管插管静吸复合麻醉。手术进行一个多小时时,气道压开始进行性上升最高达 38 cm H_2O。$P_{ET}CO_2$ 正常范围,两侧呼吸音较前稍低,未闻及干湿啰音,此时患者血压、心率正常范围,当事麻醉医师找不出气道压增高的原因,向上级医师汇报,检查发现腹部明显膨隆,腹壁张力很高,请问什么原因、如何处理

（　　）

A. 肌松剂剂量不足,应再增加肌松剂用量

B. 气管导管误入食管,应拔出导管重新插管

C. 麻醉机呼吸活瓣失灵,应更换麻醉机

D. 患者哮喘发作

E. 输尿管穿孔,大量灌注液经后腹膜渗入腹腔,应立即改为开放手术,充分引流积液,利尿,密切观察水电解质变化

5. 患者,男性,40 岁,身高 170 cm,体重 75 kg,因肾结石行经皮肾镜碎石,术前各项常规检查都在正常范围。实施气管插管静吸复合麻醉。手术过程中加压(手术野)的冲洗液完全打空,使手术野暴露不清,更换灌注液后继续手术,随即发现 $P_{ET}CO_2$ 由 35 mmHg 瞬间变为 8 mmHg,血压、心率急剧下降,最低血压 50/30 mmHg,心率 35 次/分,患者气道压正常,两侧呼吸音正常,患者头面部及上胸部皮肤出现发绀,立即头低足高位,静注肾上腺素 1 mg,阿托品 1 mg,同时胸外心脏按压,历时 10 分钟,患者血压、心率、$P_{ET}CO_2$ 缓慢上升,皮肤颜色逐渐恢复正常,术后正常苏醒。最可能原因是什么

（　　）

A. 不明原因心搏骤停

B. 过度通气引起低 CO_2 血症

C. 麻醉过深对循环抑制

D. 输液反应,过敏性休克

E. 空气栓塞

二、简答题

1. 简述脉搏血氧饱和度（SpO_2）监测的基本原理。

2. 简述人工通气时气道压过高报警的处理原则。

3. 简述麻醉机回路正压泄漏检查的步骤。

参 考 答 案

一、选择题

1. E　**2.** E　**3.** E　**4.** E　**5.** E

二、简答题

1. 简述脉搏血氧饱和度（SpO_2）监测的基本原理。

SpO_2监测的基本原理是利用氧合血红蛋白（HbO_2）和还原血红蛋白（Hb）对红光、红外光的不同吸收特性。HbO_2吸收更多的红外光而让更多的红光通过，Hb吸收更多的红光而让更多的红外光通过。SpO_2定义为：$HbO_2/(Hb+HbO_2)$，反映血红蛋白与氧结合的程度。SpO_2的测定技术为分光光度法。分别用660 nm的红光和940 nm的红外光照射手指、脚趾或耳垂等部位，在另一侧检测相应透射光的强度。在SpO_2的传感器中其中一侧有两对发光二极管LED，一对发射660 nm红光，另一对发射940 nm红外光；对侧只有一个光电探测器，因此，需要两对LED交替打开和关闭，光电探测器才能分辨出不同波长的吸收量。

2. 简述人工通气时气道压过高报警的处理原则。

处理原则：① 排除压力换能器故障；② 排除呼吸气路、气管导管、多余气体阀或呼气阀梗阻故障；③ 排除呼吸气路积水或吸痰清理呼吸道；④ 排除气道压报警上限设定值过低原因，增大设定值高于实际气道压（通常为40 cmH_2O）；⑤ 气道阻力较大患者，可减少潮气量设定值，使气道压降低，同时增加通气频率维持每分通气量；⑥ 自主呼吸恢复，对抗呼吸患者，可改换辅助通气模式或脱机，必须通气患者可应用镇静药或肌松药消除自主呼吸。

3. 简述麻醉机回路正压泄漏检查的步骤。

① 关闭所有气体流量；关闭麻醉回路排气阀，通气选择开关为手动模式。② 堵塞呼吸螺纹管 Y 形接头患者端。③ 快速充氧使回路内压达到30 cmH_2O左右，然后关闭氧气快速开关。④ 确认回路内压保持稳定不少于10 秒。⑤ 打开麻醉回路排气阀，确认回路内压随之降为零。

第六章　麻醉解剖学

一、名词解释

1. 颈丛　　　　　　　　　　　　　　**4.** 腰丛

2. 臂丛　　　　　　　　　　　　　　**5.** 骶丛

3. 声门裂　　　　　　　　　　　　　**6.** 腋鞘

二、选择题

A1/A2 型题

1. 十二对脑神经经颅底出颅的部位　　　　　　　　　　　　　　　　（　　）
   A. 前颅窝：Ⅰ、Ⅱ，中颅窝：Ⅲ、Ⅳ、Ⅴ、Ⅵ、Ⅶ、Ⅷ，后颅窝：Ⅸ、Ⅹ、Ⅺ、Ⅻ
   B. 前颅窝：Ⅰ、Ⅱ，中颅窝：Ⅲ、Ⅳ、Ⅴ、Ⅵ、Ⅶ、Ⅷ、Ⅸ，后颅窝：Ⅹ、Ⅺ、Ⅻ
   C. 前颅窝：Ⅰ、Ⅱ，中颅窝：Ⅲ、Ⅳ、Ⅴ、Ⅵ，后颅窝：Ⅶ、Ⅷ、Ⅸ、Ⅹ、Ⅺ、Ⅻ
   D. 前颅窝：Ⅰ，中颅窝：Ⅱ、Ⅲ、Ⅳ、Ⅴ、Ⅵ，后颅窝：Ⅶ、Ⅷ、Ⅸ、Ⅹ、Ⅺ、Ⅻ
   E. 前颅窝：Ⅰ、Ⅱ，中颅窝：Ⅲ、Ⅳ、Ⅴ、Ⅵ、Ⅶ，后颅窝：Ⅷ、Ⅸ、Ⅹ、Ⅺ、Ⅻ

2. 患者，男性，56 岁，身高 168 cm，体重 66 kg，曾因脑缺血、中风左侧肢体偏瘫 2 年，拐杖助行，其余病史无特殊。本次右侧肱骨髁上骨折准备行骨折切开复位内固定术，术前心脏二维超声及胸透无特殊，各项生化指标正常。麻醉前未用术前用药，入室时血压 150/86 mmHg，心率 88 次/分，SpO_2 95%，行右侧肌间沟臂丛神经阻滞，使用神经刺激器定位穿刺针的位置，注入 0.375% 罗哌卡因 20 ml，中间多次回吸无血。局麻药注入约 5～10 分钟，病人渐渐烦躁，自觉呼吸困难，但神志清，血压 165/105 mmHg，心率 110 次/分，面罩吸氧 SpO_2 100%。目测，病人呼吸费力，胸式呼吸明显，吸气时腹壁下移，需要人工辅助呼吸。听诊，双肺呼吸音正常，胸部叩诊正常。患者烦躁可能的原因是　　　　　　　　　　（　　）
   A. 局麻药中毒　　　　　　　　　　B. 气胸
   C. 霍纳综合征　　　　　　　　　　D. 高位硬膜外阻滞
   E. 右侧膈神经阻滞

3. 关于迷走神经下列哪项错误　　　　　　　　　　　　　　　　　　（　　）
   A. 含有内脏感觉、内脏运动、躯体感觉、躯体运动四种纤维成分
   B. 在颈部分出喉上神经　　　　　　C. 在颈部分出心支、脑膜支

　　D. 在颈部分出咽支、耳支　　　　　　E. 在颈部分出喉返神经

4. **除外**下列哪项都是颈丛浅支的分支　　　　　　　　　　　　　（　　）

　　A. 枕大神经　　　　　　　　　　　　B. 颈横神经

　　C. 锁骨上神经　　　　　　　　　　　D. 耳大神经

　　E. 枕小神经

5. 关于颈丛深支阻滞的描述,下列选项**错误**是　　　　　　　　　（　　）

　　A. 可行 C_2、C_3、C_4 横突三点法阻滞　　B. 可行 C_4 横突一点法阻滞

　　C. 可引起膈神经阻滞　　　　　　　　D. 可引起喉返神经阻滞

　　E. 可行双侧颈丛深支阻滞

6. 关于 Horner 综合征的描述,**错误**的是　　　　　　　　　　　（　　）

　　A. 患侧瞳孔缩小,上眼睑下垂及眼球内陷

　　B. 臂丛阻滞可引起 Horner 综合征

　　C. 颈丛阻滞可引起 Horner 综合征

　　D. 甲状腺肿大可引起 Horner 综合征

　　E. 出现 Horner 综合征必须停止手术

7. 关于气管的描述,**错误**的是　　　　　　　　　　　　　　　　（　　）

　　A. 气管颈部起始于环状软骨下缘,相当于第 6 颈椎平面

　　B. 气管隆嵴位于胸骨角平面,相当于第 4 胸椎平面

　　C. 甲状腺峡横过第 2～4 气管软骨

　　D. 气管后方与食管毗邻,两者间的气管食管沟内有喉返神经行走

　　E. 当头转向一侧时,气管和食管都随之转向同侧

8. 关于胸导管描述,**错误**的是　　　　　　　　　　　　　　　　（　　）

　　A. 胸导管在第 7 颈椎高度,呈弓状跨过胸膜顶,形成胸导管弓

　　B. 胸导管注入静脉的位置是左静脉角

　　C. 胸导管注入静脉的位置可为左颈内静脉

　　D. 胸导管注入静脉的位置可为左锁骨下静脉

　　E. 穿刺损伤胸导管后必然产生乳糜漏且无法愈合

9. 关于膈神经描述**错误**的是　　　　　　　　　　　　　　　　　（　　）

　　A. 膈神经是颈丛的分支,由第 3～5 颈神经前支组成

　　B. 膈神经是混合性神经

　　C. 膈神经运动纤维支配膈肌的运动,膈神经感觉纤维分布于胸膜、心包和膈下中央部腹膜

　　D. 右膈神经的感觉纤维尚分布到肝、胆囊和肝外胆道

　　E. 膈神经麻痹时仰卧位吸气使腹壁上抬

10. 关于法洛四联征的描述**错误**的是　　　　　　　　　　　　　（　　）

A. 主动脉骑跨　　　　　　　　　B. 室间隔缺损

C. 肺动脉狭窄　　　　　　　　　D. 左心室肥大

E. 右心室肥大

11. 关于冠状窦的属支的描述错误的是　　　　　　　　　　（　　）

A. 心大静脉　　　　　　　　　　B. 心中静脉

C. 心小静脉　　　　　　　　　　D. 心最小静脉

E. 左室后静脉

12. 鼻旁窦又称副鼻窦,由骨性鼻旁窦衬以黏膜而成,下列哪项不属于副鼻窦

（　　）

A. 冠状窦　　　B. 额窦　　　C. 筛窦　　　D. 蝶窦　　　E. 上颌窦

13. 喉软骨的组成不包括　　　　　　　　　　　　　　　　（　　）

A. 小角软骨、楔状软骨　　　　　B. 甲状软骨

C. 环状软骨　　　　　　　　　　D. 杓状软骨

E. 舌软骨

14. 关于经鼻气管内插管描述,错误的是　　　　　　　　　　（　　）

A. 经鼻气管内插管可引起上颌窦炎

B. 经鼻气管内插管可引起鼻腔大量出血

C. 经鼻气管内插管可引起咽后壁血肿

D. 经鼻气管内插管可损伤鼻腔、鼻咽、气管前壁等部位的黏膜

E. 经鼻气管内插管不会引起额窦炎

15. 关于脊柱和脊髓的描述下列哪项错误　　　　　　　　　　（　　）

A. 两侧髂嵴最高点的连线平对第 4 腰椎棘突

B. 两侧髂后上棘的连线平对第 2 骶椎棘突

C. 两侧肩胛冈内侧端的连线平对第 3 胸椎棘突

D. 双上肢自然下垂时两侧肩胛骨下角的连线平对第 7 胸椎棘突

E. 成人脊髓的下端通常平对第 2 腰椎椎体中、下缘

16. 关于脊髓血管的描述错误的是　　　　　　　　　　　　（　　）

A. 脊髓前动脉

B. 脊髓后动脉

C. 根动脉

D. 脊髓各供血动脉的吻合在各个节段基本一致

E. 肋间动脉参与脊髓供血

17. 患者,女性,25 岁,因急性阑尾炎在硬膜外麻醉下行阑尾切除术。硬膜外穿刺取左侧卧位,选择 T_{11}/T_{12} 间隙,穿刺时诉左下肢触电样剧痛,改下一间隙穿刺置管成功,完成手术。术后 3 小时开始至 48 小时后,左下肢(左

小腿前外侧、左足背及左足底内侧部)疼痛、麻木、痛觉过敏,左足不能着地,活动基本正常。术前患者常规检查正常,心肺体检正常,四肢活动自如。穿刺损伤的脊髓-脊神经节段是 （ ）

A. T_{11} B. T_{12} C. L_1 D. L_3 E. L_5

18. 患者,男性,67 岁,于 $L_2 \sim L_3$ 硬膜外麻醉下行全髋置换术,麻醉穿刺顺利,使用 2% 的利多卡因首剂 5 ml,追加 10 ml,麻醉平面达 T_{10} 左右,后间断追加 2 次,各 5 ml,局麻药内含 1:10 万的肾上腺素。手术历时 1.5 小时,经过顺利。术后患者双下肢无力,感觉基本正常,术后 24 小时无好转,磁共振成像显示脊髓梗死。应诊断为 （ ）

A. 局麻药神经毒性 B. 硬膜外血肿
C. 脊髓前动脉综合征 D. 脊髓后动脉综合征
E. 硬膜外穿刺损伤脊髓

19. 患者,男性,60 岁,有腰痛史,因急性阑尾炎,于 $L_2 \sim L_3$ 行腰硬联合麻醉,穿刺顺利,无异感,腰麻用 0.75% 丁哌卡因 2 ml,硬膜外用药 0.75% 丁哌卡因总计 5 ml+5 ml,麻醉效果良好,手术经过平顺。术后患者大小便失禁,会阴区域感觉障碍,提肛不能,小腿以下麻木,步态不稳。椎管内影像学检查未发现明显异常。应诊断为 （ ）

A. 马尾综合征 B. 硬膜外血肿
C. 脊髓前动脉综合征 D. 脊髓后动脉综合征
E. 硬膜外穿刺损伤脊髓

20. 产妇,35 岁,硬膜外麻醉下行剖宫产术,麻醉、手术均顺利。术后当日发现左下肢不能内收,其余功能正常。产妇术前数小时开始出现左侧腹股沟和左大腿内侧疼痛,麻醉后 15 分钟疼痛消失。查体仅左侧大腿内收明显减弱,左侧大腿内侧局部区域痛觉减退。产后第 5 天 MRI 检查未见异常。三周后左大腿内收无力依旧,左大腿内侧感觉已正常。神经传导功能检测示左大收肌去神经改变,其余肌肉正常。应诊断为 （ ）

A. 股神经损伤 B. 坐骨神经损伤
C. 阴部神经损伤 D. 闭孔神经损伤
E. 髂腹股沟神经损伤

21. Colles 骨折后,出现拇指外展减弱,呈内收状态,对掌功能丧失。示指和中指掌指关节过伸,指间关节呈屈曲状,桡侧三个半手指感觉障碍。应诊断为 （ ）

A. 桡神经损伤 B. 尺神经损伤
C. 正中神经损伤 D. 腋神经损伤
E. 臂丛神经损伤

22. 患者肘部外伤后,出现屈腕及内收腕力减弱,拇指不能内收,环指、小指屈曲力弱及掌指关节过伸、指间关节屈曲,骨间肌萎缩,手掌、手背的尺侧部与尺侧一个半手指的皮肤感觉丧失。应诊断为 （　　）
    A. 桡神经损伤　　　　　　　　　B. 尺神经损伤
    C. 正中神经损伤　　　　　　　　D. 腋神经损伤
    E. 臂丛神经损伤

23. 肱骨干骨折后患者出现肘半屈,前臂旋前、腕下垂及手指半屈等症状,手背桡侧半及拇指、示指背面和中指的一半感觉障碍,前臂后面感觉迟钝。应诊断为 （　　）
    A. 桡神经损伤　　　　　　　　　B. 尺神经损伤
    C. 正中神经损伤　　　　　　　　D. 腋神经损伤
    E. 臂丛神经损伤

24. 关于上肢皮神经的节段性分布的描述,错误的是 （　　）
    A. C_5 分布于三角肌区、上臂及前臂上部外侧面
    B. C_6 分布于前臂外侧区及拇指
    C. C_7 分布于手掌、手背及中间三指
    D. C_8 分布于小指及手与前臂下部的内侧面
    E. T_1 分布于前臂的内侧面

25. 关于股神经分支的描述,错误的是 （　　）
    A. 股神经的分支有肌支、关节支
    B. 股神经的皮支有股中间皮神经
    C. 股神经的皮支有股内侧皮神经
    D. 股神经的皮支有股外侧皮神经
    E. 股神经的皮支有隐神经

26. 患者骨盆外伤后出现一侧膝关节不能屈曲,膝关节以下所有运动消失;跖反射与跟腱反射消失,但膝反射正常;膝关节以下除了髌骨下方、小腿前内侧面和足内侧缘以外的皮肤感觉消失。应诊断为 （　　）
    A. 股神经损伤　　　　　　　　　B. 坐骨神经损伤
    C. 胫神经损伤　　　　　　　　　D. 腓总神经损伤
    E. 隐神经损伤

三、简答题

1. 简述颈内静脉穿刺留置导管时的注意事项。
2. 简述臂丛神经阻滞的途径及其可能的并发症。
3. 简述神经病理性疼痛临床表现特点。

参 考 答 案

一、名词解释

1. 颈丛:由第 1～4 颈神经的前支组成,依次互相吻合成 3 个神经袢并发出分支。位于肩胛提肌和中斜角肌的前方、1～4 颈椎的前外侧,胸锁乳突肌的深面。

2. 臂丛:由颈 5～8 及胸 1 神经的前支组成,臂丛 5 条神经根在锁骨下动脉上方,共同经过斜角肌间隙向外下方走行,其中颈 5、颈 6 神经合成上干,颈 7 神经延续为中干,颈 8 及胸 1 合成下干,各神经干均分成前、后两股,在锁骨中点后方进入腋窝。

3. 声门裂:又称声门,是指两侧声襞和杓状软骨基底部之间的裂隙。为喉腔最狭窄部位,但小儿喉腔呈漏斗状,其最狭窄部位在声门裂下方的环状软骨水平。

4. 腰丛:由第 12 胸神经前支、腰 1～腰 4 神经前支构成,分支包括髂腹下神经、髂腹股沟神经、生殖股神经、股外侧皮神经、股神经和闭孔神经等,分布于髂腰肌、腰方肌、腹壁下缘与大腿前内侧的肌肉和皮肤、小腿与足内侧及大腿外侧的皮肤,以及生殖器等处。

5. 骶丛:由腰骶干($L_4 \sim L_5$)以及全部骶神经和尾神经的前支组成。

6. 腋鞘:由颈部的颈深筋膜椎前层向下外方延续包绕腋血管和臂丛构成,也称颈腋管。

二、选择题

1. D　2. E　3. E　4. A　5. E　6. E　7. E　8. E　9. E
10. D　11. D　12. A　13. E　14. E　15. E　16. D　17. E　18. C
19. A　20. D　21. C　22. B　23. A　24. E　25. D　26. B

三、简答题

1. 简述颈内静脉穿刺留置导管时的注意事项。

① 注意空气栓塞的危险。尤其患者有呼吸困难,头高位或半坐位时穿刺特别容易发生气栓。所以颈内静脉穿刺时应平卧位,最好头低足高位。② 防止误入颈动脉引起颈部血肿,尤其经扩张且置管入动脉,拔管后必须充分压迫止血。③ 防止气胸或血气胸。注意穿刺点不要过低,穿刺深度不能过深。④ 多选右侧颈内静脉穿刺。因为右侧颈内静脉较粗,并与右头臂静脉、上腔静脉几乎成一直线,且接近右心房,右侧胸膜顶低于左侧,再者可避免损伤胸导管。⑤ 应用超声定位引导颈内静脉穿刺可提高穿刺的成功率和安全性。

2. 简述臂丛神经阻滞的途径及其可能的并发症。

① 斜角肌肌间沟臂丛神经阻滞,可能并发症有局麻药中毒、全脊麻、高位硬膜外阻滞、膈神经麻痹、星状神经节阻滞、椎动脉损伤。② 锁骨上臂丛神经阻滞,可能并发症有局麻药中毒、血胸、气胸。③ 喙突下臂丛神经阻滞,可能并发症有局麻药中毒、血胸、气胸。④ 腋路臂丛神经阻滞,可能并发症有局麻药中毒、腋血管损伤等。

3. 简述神经病理性疼痛临床表现特点。

① 自发性疼痛:表现为自发性、随机性和持续性的烧灼痛、绞痛、抽痛等异常感觉,即不刺激就痛。② 痛觉过敏:表现为伤害性刺激引起的异常增强和延长的疼痛。③ 触诱发痛:即好的刺激(如触摸),导致持续疼痛。

第七章　麻醉药理学

一、名词解释

1. 分离麻醉

2. 局部麻醉药

3. 控制性降压（控制性低血压）

二、选择题

A1/A2 型题

1. 下列哪种吸入麻醉药物的 MAC 值最小 　　　　　　　　　　　　（　　）
   A. 氧化亚氮　　　　　　　　　　B. 恩氟烷
   C. 异氟烷　　　　　　　　　　　D. 七氟烷
   E. 地氟烷

2. 下列哪种静脉麻醉药物具有明显的镇痛作用 　　　　　　　　　　（　　）
   A. 咪达唑仑　　　　　　　　　　B. 异丙酚
   C. 氯胺酮　　　　　　　　　　　D. 硫喷妥钠
   E. 依托咪酯

3. 下列哪种药物对肾上腺皮质功能的抑制作用明显 　　　　　　　　（　　）
   A. 依托咪酯　　　　　　　　　　B. 氯胺酮
   C. 异丙酚　　　　　　　　　　　D. 咪达唑仑
   E. 硫喷妥钠

4. 下列哪种药物最适宜用作靶控输注（TCI）给药 　　　　　　　　（　　）
   A. 吗啡　　　　　　　　　　　　B. 哌替啶
   C. 曲马朵　　　　　　　　　　　D. 芬太尼
   E. 瑞芬太尼

5. 下列哪项不属于吗啡的药理学作用 　　　　　　　　　　　　　　（　　）
   A. 镇痛作用　　　　　　　　　　B. 镇咳作用
   C. 呼吸抑制作用　　　　　　　　D. 止吐作用
   E. 止泻作用

6. 下列关于笑气的描述，错误的是 　　　　　　　　　　　　　　　（　　）
   A. 在血液中溶解度较低，诱导及苏醒迅速

B. 全麻效能较低,效价强度较小

C. 有较强的镇痛作用

D. 肌松作用较强

E. 能使脑血管扩张,脑血流量增加,颅内压增高

7. 下列哪项**不属于**琥珀胆碱的不良反应　　　　　　　　　（　　）

    A. Ⅱ相阻滞　　　　　　　　　　　B. 高钾血症

    C. 致惊厥作用　　　　　　　　　　D. 恶性高热

    E. 类过敏反应

8. 下列哪种药物属于Ⅱ类抗心律失常药物　　　　　　　　（　　）

    A. 奎尼丁　　　　　　　　　　　　B. 利多卡因

    C. 普萘洛尔　　　　　　　　　　　D. 胺碘酮

    E. 维拉帕米

9. 下列哪种药物与其他四种药物属于**不同种类**　　　　　（　　）

    A. 普萘洛尔　　　　　　　　　　　B. 酚妥拉明

    C. 美托洛尔　　　　　　　　　　　D. 拉贝洛尔

    E. 艾司洛尔

10. 患者,男性,75岁,因"停止排便、排气3天伴腹痛"入院,否认其他疾病史,拟在全身麻醉下行剖腹探查术,下列哪种药物**不宜使用**　（　　）

    A. 氧化亚氮　　　　　　　　　　　B. 七氟醚

    C. 依托咪酯　　　　　　　　　　　D. 芬太尼

    E. 阿曲库铵

11. 患者,女性,60岁,拟在全身麻醉下行腹腔镜下胆囊切除术,有肝炎、肝硬化病史,否认其他疾病史,下列肌松药物中最宜选用的是　（　　）

    A. 罗库溴铵　　　　　　　　　　　B. 泮库溴铵

    C. 阿曲库铵　　　　　　　　　　　D. 维库溴铵

    E. 哌库溴铵

12. 患者急诊入院手术,有阿托品用药史,下列哪项表现与使用阿托品**无关**

    　　　　　　　　　　　　　　　　　　　　　　　　（　　）

    A. 抑制腺体分泌　　　　　　　　　B. 增快心率

    C. 松弛内脏平滑肌　　　　　　　　D. 扩瞳孔

    E. 血管收缩

13. 患者,男性,65岁,急诊全身麻醉下行剖腹探查术,术中患者出现房颤,查电解质基本正常,一般可使用下列哪种药物复律并控制心室率　（　　）

    A. 奎尼丁　　　　　　　　　　　　B. 利多卡因

    C. 普萘洛尔　　　　　　　　　　　D. 胺碘酮

E. 维拉帕米

14. 患者,男性,25岁,拟在全身麻醉下行声带息肉摘除术,预计手术时间10~
15分钟,术毕拟尽快拔管,下列哪个非去极化肌松药最宜选用 （　　）

  A. 罗库溴铵   B. 泮库溴铵

  C. 阿曲库铵   D. 维库溴铵

  E. 顺阿曲库铵

15. 患者,女性,57岁,全麻下行全髋置换术,手术开始不久,监护仪示呼气末
CO_2进行性增高,体温升高,最可能由下列哪种药物诱发 （　　）

  A. 丙泊酚   B. 琥珀胆碱

  C. 芬太尼   D. 右美托咪定

  E. 顺阿曲库铵

16. 患者入室后行硬膜外穿刺置管,按规范硬膜外予试验量局麻药,无特殊不
适后,追加局麻药,患者出现过敏症状,下列药物中哪种最可能发生上述
症状 （　　）

  A. 丁卡因   B. 利多卡因

  C. 罗哌卡因   D. 左旋丁哌卡因

  E. 丁哌卡因

17. 患者,女性,臂丛阻滞注射局麻药时,突然心律失常,注射器回抽到血液。
若发生室颤,下列哪种药物最难复苏成功 （　　）

  A. 利多卡因   B. 普鲁卡因

  C. 罗哌卡因   D. 左旋丁哌卡因

  E. 丁哌卡因

18. 患者,男性,60岁,欲行手术,既往有癫痫史,若选择吸入麻醉药物进行麻
醉维持,下列哪种吸入麻醉药最不宜选用 （　　）

  A. 恩氟烷   B. 笑气

  C. 氟烷   D. 七氟烷

  E. 异氟烷

19. 患者,女性,40岁,因"胆囊炎,胆囊结石"在全麻下行LC术,既往有支气管
哮喘病史20年,在麻醉苏醒期发生了幻觉、谵妄,该患者在麻醉期间使用了
下列药物,该患者的幻觉、谵妄现象最可能与哪种药物有关 （　　）

  A. 麻黄碱   B. 氯胺酮

  C. 芬太尼   D. 维库溴铵

  E. 丁哌卡因

20. 患者,女性,46岁,因"子宫肌瘤"拟在全麻下行"腹腔镜下子宫肌瘤摘除
术",既往有支气管哮喘病史30年。该患者在常规全麻诱导气管插管后

手术开始,5分钟后发现麻醉机报警按钮提示气道压力高,监护平面显示气道压力 >40 cmH$_2$O,改为手控通气后感觉气道阻力较高,听诊两肺存在广泛的哮鸣音,考虑发生了支气管痉挛,该患者在之前使用的麻醉药物如下,你考虑其支气管痉挛最有可能因下列哪种药物引起 （ ）

A. 咪达唑仑　　　　　　　　　B. 芬太尼

C. 异丙酚　　　　　　　　　　D. 阿曲库铵

E. 七氟烷

21. 患者,女性,28岁,因"异位妊娠破裂",急诊在全麻下行"输卵管切开取胚术",该患者在麻醉苏醒期发生了 PONV,下列药物发生 PONV 率最低的是 （ ）

A. 芬太尼　　B. 曲马朵　　C. 异丙酚　　D. 笑气　　E. 异氟烷

22. 患者,男性,60岁,因"胃癌"在全麻下行"胃癌根治术"。该患者有冠心病史20年,手术期间发生了室性心动过速,以下药物不适宜作为室性心动过速的治疗药物的是 （ ）

A. 利多卡因　　　　　　　　　B. 氟卡尼

C. 普萘洛尔　　　　　　　　　D. 胺碘酮

E. 维拉帕米

23. 患者,男性,74岁,因"肝硬化,食管、胃底静脉曲张破裂出血、失血性休克",拟急诊全麻下行"贲门周围血管离断术",下列药物最不适合全麻诱导的是 （ ）

A. 依托咪酯　　　　　　　　　B. 异丙酚

C. 氯胺酮　　　　　　　　　　D. 咪达唑仑

E. 芬太尼

24. 患者,男性,56岁,因"股骨颈骨折",拟在全麻下行 THR,该患者既往有冠心病、房颤病史10年,患者在全麻诱导过程中,但尚未气管插管时心室率增快至102次/分,心电图 V$_5$ 导联 ST 段明显压低,考虑最可能与下列哪种麻醉药物有关 （ ）

A. 异丙酚　　　　　　　　　　B. 芬太尼

C. 咪达唑仑　　　　　　　　　D. 泮库溴铵

E. 利多卡因

25. 患者,男性,56岁,因"股骨颈骨折",拟在全麻下行 THR,该患者既往有冠心病病史10年,手术中由于出血较多,血压下降明显,此时需使用适量升压药物维持血压,以下哪个药物因属于纯 α-受体激动剂而被临床常用 （ ）

A. 多巴胺　　　　　　　　　　B. 去氧肾上腺素

C. 麻黄碱　　　　　　　　　　D. 去甲肾上腺素

E. 多巴酚丁胺

26. 男童,5 岁,因"左眼球破裂",拟急诊全麻下行"左眼球摘除术",由于患儿哭闹不安,无法行静脉穿刺,拟采用吸入麻醉诱导,下列哪种药物最适合作为诱导药物　　　　　　　　　　　　　　　　　　　　　　（　　）

　　A. 笑气　　　　B. 恩氟烷　　　　C. 异氟烷　　　　D. 七氟烷　　　　E. 地氟烷

27. 患者,女性,43 岁,因"胆囊炎,胆囊结石"在全麻下行 LC 术,既往有支气管哮喘病史 20 年,下列哪种药物不宜作为该患者的麻醉用药　（　　）

　　A. 吗啡　　　　　　　　　　　　　B. 舒芬太尼

　　C. 阿芬太尼　　　　　　　　　　　D. 芬太尼

　　E. 瑞芬太尼

28. 患者,女性,63 岁,因"肠梗阻"在全麻下行剖腹探查术,入室后多功能监护示:BP 53/34 mmHg,HR 104 次/分,SpO$_2$ 99%,考虑脓毒症休克,为维持血压,下列升压药物最为合理的是　　　　　　　　　　　　　（　　）

　　A. 肾上腺素　　　　　　　　　　　B. 去氧肾上腺素

　　C. 去甲肾上腺素　　　　　　　　　D. 多巴胺

　　E. 多巴酚丁胺

29. 患者,女性,23 岁,既往体健,有海鲜、花粉等过敏史,因"胆囊炎,胆囊结石"在全麻下行经腹腔镜胆囊摘除术(LC)术,麻醉诱导后发现气道阻力高,胸前皮肤红疹,血压约 50/32 mmHg,下列治疗措施中最为有效的是　　（　　）

　　A. 麻黄碱 10 mg　　　　　　　　　B. 去氧肾上腺素 40 μg

　　C. 去甲肾上腺素 10 μg　　　　　D. 肾上腺素 100 μg

　　E. 多巴胺 2 mg

三、简答题

1. 简述非去极化肌松药的药理特点。

2. 哪些因素可影响吸入麻醉药进入血液的速度?

3. 简述容量扩充药的不良反应。

参 考 答 案

一、名词解释

1. 分离麻醉:静脉注射氯胺酮后表现为意识消失但眼睛睁开凝视,眼球震颤,对光反射、咳嗽反射、吞咽反射存在,肌张力增加,少数患者出现牙关紧闭和四肢不自主活动,这种现象称之为"分离麻醉"。

2. 局部麻醉药:是一类能可逆地阻滞神经冲动的发生和传导,使神经支配的部位出现暂时性、可逆性感觉(甚至运动功能)丧失的药物。

3. 控制性降压(控制性低血压):为了减少手术出血、提供清晰的术野,降低输血量以及因输血感染传染性疾病,在麻醉期间,使用药物或其他技术有目的地使患者的血压在一段时间内降低至适当水平,达到既不损害重要器官又减少手术出血的目的,称为控制性降压。

二、选择题

1. AE　**2.** C　**3.** A　**4.** E　**5.** D　**6.** D　**7.** C　**8.** C　**9.** B

10. A　**11.** C　**12.** E　**13.** D　**14.** A　**15.** B　**16.** A　**17.** E　**18.** A

19. B　**20.** D　**21.** C　**22.** E　**23.** B　**24.** D　**25.** B　**26.** D　**27.** A

28. C　**29.** D

三、简答题

1. 简述非去极化肌松药的药理特点。

(1) 肌松前无肌纤维成束收缩;

(2) 给予强直刺激和四个成串刺激,肌颤搐出现衰减;

(3) 对强直刺激后单刺激肌颤搐出现易化;

(4) 肌松可为抗胆碱酯酶药拮抗。

2. 哪些因素可影响吸入麻醉药进入血液的速度?

(1) 麻醉药在血中的溶解度;

(2) 心排血量;

(3) 肺泡-静脉麻醉药分压差。

3. 简述容量扩充药的不良反应。

(1) 类变态反应;

(2) 降低机体抵抗力;

(3) 凝血障碍;

(4) 热原反应;

(5) 肝功能损害;

(6) 此外,大量输入血浆容量扩充药还可能引起水、电解质紊乱和干扰实验室检查。

第八章　临床麻醉学

第一节　绪　论

一、名词解释

1. 全身麻醉

2. 局部麻醉

3. 体重指数（BMI）

4. 屏气测试

5. 吹气试验

二、选择题

A1/A2 型题

1. 肝损害患者尽量避免使用　　　　　　　　　　　　　　　　　　　　（　　）

    A. 氟烷　　　　　　　　　　　　　　B. 芬太尼

    C. 地西泮　　　　　　　　　　　　　D. 丙泊酚

    E. 氯胺酮

2. 门脉高压伴肝功能异常的患者麻醉<u>最适宜</u>使用的肌松药是　　　　　　（　　）

    A. 泮库溴铵　　　　　　　　　　　　B. 右旋筒箭毒碱

    C. 维库溴铵　　　　　　　　　　　　D. 顺式阿曲库铵

    E. 罗库溴铵

3. 血红蛋白和红细胞压积增加多见于　　　　　　　　　　　　　　　　（　　）

    A. 急性失血　　　　　　　　　　　　B. 慢性失血

    C. 慢性缺氧　　　　　　　　　　　　D. 水中毒

    E. 孕妇

4. 有严重系统性疾病，日常活动受限，属于 ASA 分级　　　　　　　　（　　）

    A. 1 级　　　　B. 2 级　　　　C. 3 级　　　　D. 4 级　　　　E. 5 级

5. 正常成人胃排空食物的时间一般为　　　　　　　　　　　　　　　　（　　）

    A. 1～2 小时　　　　　　　　　　　B. 4～6 小时

    C. 8～10 小时　　　　　　　　　　　D. 12～14 小时

    E. 16～18 小时

6. 双下肢骨折患者胃排空时间与正常时间对比有何变化　　　　　　　　（　　）

A. 加快   B. 减慢

C. 不变   D. 与蛋白质含量有关

E. 与脂肪含量有关

7. 按照亚洲成年人群肥胖的诊断标准,肥胖是指体重指数超过   (   )

  A. 15 kg/m^2 B. 20 kg/m^2

  C. 25 kg/m^2 D. 30 kg/m^2

  E. 40 kg/m^2

8. 屏气时间超过多少即为正常   (   )

  A. 10 秒   B. 20 秒   C. 30 秒   D. 60 秒   E. 90 秒

9. 下列哪一项**不是**喉痉挛的诱因   (   )

  A. 喉部手术刺激   B. 血液和分泌物刺激

  C. 缺氧   D. 迷走亢进

  E. 静注琥珀胆碱的组胺释放作用

10. 有关严重肥胖患者的呼吸系统改变,**错误**的叙述是   (   )

  A. 平卧位与坐位血气分析不同

  B. 麻醉诱导后无通气安全时间减少

  C. 全麻机械通气期间 PaO$_2$ 较正常人下降

  D. 全麻机械通气期间应控制峰气道压力在 20 cmH$_2$O 以下

  E. 功能余气量减少

11. 下列哪项**不能**提示病人呼吸功能不全   (   )

  A. 肺活量低于预计值的 60%

  B. 通气储量百分比<70%

  C. 第一秒用力呼气量与用力肺活量的百分比(FEV1/FVC%)<60%

  D. 呼气时间短于 3 秒

  E. 屏气时间短于 20 秒

12. 下列各项检查对诊断慢性阻塞性肺疾病最有意义的是   (   )

  A. 体格检查有桶状胸、发绀

  B. 心电图呈低电压

  C. 胸部 X 线示肺透亮度增加,肋间隙增宽

  D. 血气分析 PaO$_2$<60 mmHg,PaCO$_2$>50 mmHg

  E. 肺功能 FEV1/FVC<60%,MVV 实测值/预计值<60%

13. 对于慢阻肺患者,出现下列哪项时建议暂缓手术   (   )

  A. PaO$_2$ 低于 65 mmHg   B. RV/TCL>40%

  C. FEV1/FVC%<60%   D. MVV 占预计值低于 30%

  E. FVC<20 ml/kg

14. 支气管哮喘发作时,<u>应禁用</u>　　　　　　　　　　　　　　　　（　　）

　　A. 地塞米松　　　　　　　　　　　B. 氨茶碱

　　C. 沙丁胺醇　　　　　　　　　　　D. 肾上腺素

　　E. 吗啡

15. 有关高血压患者术前评估和准备,正确的是　　　　　　　　　　（　　）

　　A. 术前宜使用中枢性降压药控制血压

　　B. 术前一天应停用所有抗高血压药

　　C. 术前血压应降至正常才能手术

　　D. 收缩压升高比舒张压升高危害小

　　E. 麻醉危险性主要决定于重要器官是否受累以及其受累的严重程度

16. 有关快速型房性心律失常的描述,<u>错误</u>的是　　　　　　　　（　　）

　　A. 与器质性心脏病关系较为密切

　　B. 房颤最常见于风湿性心脏病、冠心病等

　　C. 不会引起严重的血流动力学紊乱

　　D. 麻醉前应控制心室率

　　E. 有发生体循环栓塞可能

17. 下列哪项<u>不是</u>术前安装临时起搏器的适应证　　　　　　　　（　　）

　　A. 双束支传导阻滞　　　　　　　　B. Ⅱ度Ⅱ型房室传导阻滞

　　C. Ⅱ度Ⅰ型房室传导阻滞　　　　　D. Ⅲ度房室传导阻滞

　　E. 病态窦房结综合征

18. 术前肝功能检查评估,下列哪项是<u>错误</u>的　　　　　　　　　（　　）

　　A. 血浆蛋白的测定和血清胆红素的测定能反映肝脏的损害情况

　　B. 凡有肝实质性病变、黄疸的患者,术中、术后有可能发生凝血机制障碍

　　C. 严重肝病,水钠潴留,不易出现急性肾功能不全

　　D. 重度肝功能不全者,不宜行择期手术

　　E. 肝功能不全者,可致药物时效延长

19. 有关麻醉前用药,下列哪项是<u>错误</u>的　　　　　　　　　　　（　　）

　　A. 一般情况差者宜酌减

　　B. 甲状腺功能亢进者镇静剂宜酌加

　　C. H_2组胺受体拮抗药可减少发生反流和误吸的危险

　　D. 麻醉性镇痛药不会加重颅内高压

　　E. 高热患者宜不用或少用抗胆碱药

A3/A4 型题

　　20—24 题共用题干

　　患者,女性,62 岁,50 kg。支气管扩张症,平时活动尚可。

20. 麻醉医师术前访视患者了解病情哪项意义最大 （　　）

　　A. 心肺功能　　　　　　　　　　B. 肝肾功能

　　C. 全身营养状况　　　　　　　　D. 体温变化

　　E. 咯血史及 24 小时痰量

21. 下列哪项检查对麻醉最重要 （　　）

　　A. 痰培养　　　　　　　　　　　B. 尿常规

　　C. 血液分析　　　　　　　　　　D. 肺通气功能

　　E. 胸部 X 线透视

22. 术前处理最重要的是 （　　）

　　A. 控制痰量至最低限度　　　　　B. 增强肺功能

　　C. 控制体温　　　　　　　　　　D. 补充电解质

　　E. 维持体液平衡

23. 气管插管最好选用 （　　）

　　A. 单侧支气管插管　　　　　　　B. 双腔支气管插管

　　C. 支气管堵塞管　　　　　　　　D. 经鼻气管插管

　　E. 气管造口插管

24. 该患者最好采用 （　　）

　　A. 快诱导气管插管　　　　　　　B. 慢诱导气管插管

　　C. 清醒气管插管　　　　　　　　D. 半清醒气管插管

　　E. 保留呼吸气管插管

三、简答题

1. 简述 ASA 病情分级。

2. 简述常用床旁测试患者肺功能的方法及临床意义。

参 考 答 案

一、名词解释

1. 全身麻醉：是指麻醉药通过吸入、静脉或肌内注射或直肠灌注进入体内，使中枢神经系统受到抑制，患者意识消失而无疼痛感觉的一种可逆性功能抑制状态。

2. 局部麻醉：是指用局部暂时地阻断某些周围神经的传导功能，使受这些神经支配的相应区域产生麻醉作用。

3. 体重指数（BMI）：BMI＝体重（kg）/身高（m²），标准体重男性 BMI 约

为 22 kg/m²，女性约为 20 kg/m²。

4. 屏气测试： 先让患者作数次深呼吸，然后让患者在深吸气后屏住呼吸，记录其能屏住呼吸的时间。一般以屏气时间在 30 s 以上为正常。如屏气时间短于 20 s，可认为肺功能属显著不全。

5. 吹气试验： 让患者在尽量深呼吸后作最大呼吸。若(张口)呼气时间不超过 3 s，提示用力肺活量基本正常；如呼气时就超过 5 s，提示存在阻塞性通气障碍。

二、选择题

1. A　解析： 氟烷的氧化代谢产物三氟氯乙基与肝细胞结合，形成新抗原，并诱导抗体生成，当再次应用氟烷时，可导致肝细胞损伤。若肝损害患者既往有使用氟烷的麻醉史，或无法确定是否使用过氟烷，应尽量避免使用。此外，在缺氧情况下，氟烷还原代谢可产生肝毒性的脂质过氧化酶，加重肝损害。

2. D　3. C　4. C　5. B　6. B　7. D　8. C

9. E　解析： 肌松药琥珀胆碱有轻度的组胺释放作用，但不足以导致喉痉挛；临床上对于重度喉痉挛有效处理措施之一就是静注琥珀胆碱以迅速解除之。

10. D　解析： 肥胖病人肺部受压，机能残气量减少，肺内分流增加，坐位时增加，故体位影响血气分析，诱导后 SpO_2 下降快，全麻机械通气期间 PaO_2 较普通人群低。如果为了控制气道压力，减少潮气量，常会加重肺不张、肺部分流、低氧血症。

11. D　12. E　13. D　14. E　15. E　16. C　17. C

18. C　解析： 梗阻性黄疸时，由于内毒素的作用，肾脏血流和肾小球滤过率(GFR)下降，肾血流重新分布，肾皮质缺血。此外，高胆红素血症可引起肾小球毛细血管襻畸形，血液流变性异常，术前胆红素水平越高、梗阻持续时间越长，患者术后越容易发生急性肾衰竭。

19. D　20. E　21. D　22. A　23. B　24. A

三、简答题

1. 简述 ASA 病情分级。

是指美国麻醉医师协会(ASA)术前患者评估的分级标准，分为五级。

1 级：患者的重要器官、系统功能正常。

2 级：有轻微系统性疾病，日常活动工作不受影响。

3 级：有严重系统性疾病，日常活动受限。

4 级：有严重的系统性疾病，威胁生命安全的。

5 级：病情危重，濒临死亡，不手术难活 24 小时。

这种分类也适用于急诊手术。在评定的类别旁加一"E"或"急"即可,一般写作 2E 或 E2。

2. 简述常用床旁测试患者肺功能的方法及临床意义。

(1)屏气测试(憋气测试):先让患者做数次深呼吸,然后让患者在深吸气后屏住呼吸,记录其能屏住呼吸的时间。一般以屏气时间在 30 秒以上为正常。如屏气时间短于 20 秒,可认为肺功能属显著不全。心肺功能异常者可使屏气时间缩短,应根据临床具体情况予以判断。

(2)吹气试验:让患者在尽量深呼吸后作最大呼吸。若呼气时间不超过 3 秒,示用力肺活量基本正常;如呼气时间超过 5 秒,表示存在阻塞性通气障碍。

(3)吹火柴试验:用点燃的纸型火柴举于距患者口部 15 cm 处,让患者吹灭之。如不能吹灭,可以估计 FEV1.0/FVC%＜60%第 1 秒用力肺活量＜1.6 L,最大通气量＜50 L。

(4)患者呼吸困难的程度:活动后呼吸困难(气短)可作为衡量肺功能不全的临床指标。一般分为 5 级:0 级无呼吸困难症状;Ⅰ级行走短距离出现气急;Ⅱ级轻微活动即有气急;Ⅲ级短时谈话即气急;Ⅳ级静息也出现呼吸困难。

(5)患者正处于急性呼吸系统感染(包括感冒)期间,忌于此时行择期性手术,一般在感染得到充分控制 1~2 周后施行。如系急诊手术,应切实加强抗感染措施,且应避免吸入麻醉。

第二节　临床麻醉方法

一、名词解释

1. 吸入麻醉
2. 霍纳综合征
3. 蛛网膜下隙阻滞(脊麻)
4. 硬膜外间隙阻滞(硬膜外阻滞/硬膜外麻醉)
5. 全脊麻
6. 复合麻醉
7. 联合麻醉
8. 全凭静脉麻醉(TIVA)
9. 人工低温
10. 术中知晓
11. 苏醒延迟

二、选择题

A1/A2 型题

1. 决定吸入麻醉药诱导、苏醒快慢的最主要因素是　　　　　　　　　(　　)

A. 吸入麻醉药的油/气分配系数

B. 吸入麻醉药的血/气分配系数

C. 吸入麻醉药的 MAC

D. 吸入麻醉药的肌肉/血分配系数

E. 吸入麻醉药的脂肪/血分配系数

2. 芬太尼静脉注射引起的呼吸抑制临床表现哪项<u>不正确</u>　　　　　（　　）

A. 呼吸频率减慢

B. 快速注射可致胸、腹壁肌肉木僵,影响通气

C. 大剂量使用不影响潮气量

D. 大剂量反复使用,可出现延迟性呼吸抑制

E. 苏醒过程可出现遗忘性呼吸

3. 低温时下列哪项指标<u>降低</u>　　　　　（　　）

A. 血液黏滞度　　　　　　　　　B. 血浆容量

C. 血细胞压积　　　　　　　　　D. 中心静脉压

E. 微循环阻力

4. 麻醉前采用哪种药物,既有镇静又有抗惊厥的效应　　　　　（　　）

A. 东莨菪碱　　　　　　　　　　B. 苯妥英钠

C. 阿托品　　　　　　　　　　　D. 地西泮

E. 吗啡

5. 眼内压增高的患者<u>不宜</u>选用下列哪种麻醉药　　　　　（　　）

A. 氯胺酮　　　　　　　　　　　B. 氧化亚氮

C. 安氟醚　　　　　　　　　　　D. 咪达唑仑

E. 异丙酚

6. 成人术毕用新斯的明拮抗肌松药作用时,其常用剂量是　　　　　（　　）

A. 0.01～0.02 mg/kg　　　　　　B. 0.03～0.06 mg/kg

C. 0.07～0.1 mg/kg　　　　　　 D. 0.1～0.2 mg/kg

E. 0.3～0.6 mg/kg

7. 一急腹症患者体温 39℃,术前用药应<u>避免</u>使用　　　　　（　　）

A. 苯巴比妥钠　　　　　　　　　B. 地西泮

C. 咪达唑仑　　　　　　　　　　D. 阿托品

E. 西咪替丁

8. 影响肌松药作用的因素,下列哪项<u>错误</u>　　　　　（　　）

A. 呼吸性酸中毒病人非去极化肌松药的作用延长

B. 低温使肌松药作用时效延长

C. 氨基苷类抗生素可增强非去极化肌松药作用

D. 肝肾功能不全者宜用阿曲库铵

E. 假性胆碱酯酶活性异常者维库溴铵作用延长

9. 孕妇施行硬膜外阻滞麻醉,局麻药用量<u>减少</u>的原因是 （　　）

　　A. 孕妇体内水、钠潴留

　　B. 孕妇下腔静脉受压,使脊椎静脉丛扩张,硬膜外隙容积缩小

　　C. 孕妇血压偏高

　　D. 孕妇对局麻药敏感性高

　　E. 交感神经阻滞完全

10. 下列哪项<u>不是</u>控制性降压的适应证 （　　）

　　A. 创面较大且出血可能难以控制

　　B. 显微外科手术

　　C. 有输血禁忌证的患者

　　D. 血供丰富区域的手术

　　E. 严重贫血病人控制性降压有助于少输血

11. 关于静脉麻醉药,下列说法哪项<u>错误</u> （　　）

　　A. 氯胺酮是目前镇痛作用最强的静脉麻醉药

　　B. 咪达唑仑肌注的生物利用度低

　　C. 依托咪酯对循环影响最小,适用于冠心病和其他心脏储备功能差的病人

　　D. 异丙酚和硫喷妥钠都对循环功能有较大的影响

　　E. 地西泮口服吸收完全而迅速

12. 全麻后舌后坠的处理方法<u>不包括</u> （　　）

　　A. 托起下颌　　　　　　　　　　B. 放置口咽通气道

　　C. 放置鼻咽通气道　　　　　　　D. 拮抗肌松药残余作用

　　E. 使用血管活性药物

13. 全麻期间高血压的原因<u>不包括</u> （　　）

　　A. 麻醉偏浅　　　　　　　　　　B. 胆心反射

　　C. 患者有高血压病　　　　　　　D. CO_2 蓄积早期

　　E. 麻醉药物副作用

14. 低温麻醉对病人生理机能的影响,下列哪项<u>不正确</u> （　　）

　　A. 体温每下降 1℃ 基础代谢降低 6%～7%

　　B. 心肌耗氧量减少

　　C. 血液黏滞度增加,血流缓慢

　　D. 血 K^+ 水平上升

　　E. 药物代谢减慢,苏醒延迟

15. 吸入麻醉药的可控性与什么相关   （   ）

    A. 分子量的大小　　　　　　　　B. 血/气分配系数

    C. 麻醉强度　　　　　　　　　　D. 沸点

    E. 代谢速度

16. 围术期液体治疗的主要目的在于   （   ）

    A. 供应机体不显性失水

    B. 保证组织器官灌注和内环境稳定

    C. 补充丢失或转移的细胞外液

    D. 纠正电解质和酸碱失衡

    E. 保证患者尿量达 $0.5\sim1.0$ ml/(kg·h)

17. 深低温是指体温在   （   ）

    A. 35℃以下　　　　　　　　　　B. 32℃以下

    C. 27℃以下　　　　　　　　　　D. 16℃以下

    E. 10℃以下

18. 不同体温下可阻断全身循环时间不同,当体温降至 $30\sim28$℃时,可阻断全

    身循环   （   ）

    A. $8\sim9$ min　　　　　　　　　　B. $10\sim15$ min

    C. $20\sim25$ min　　　　　　　　　D. $25\sim30$ min

    E. $30\sim35$ min

19. 不是控制性降压并发症的是   （   ）

    A. 心肌缺血　　　　　　　　　　B. 肾功能不全

    C. 苏醒延迟　　　　　　　　　　D. 呼吸衰竭

    E. 反应性出血

20. 下列关于局麻药的一次最大剂量的描述错误的是   （   ）

    A. 普鲁卡因 1 000 mg　　　　　　B. 罗哌卡因 200 mg

    C. 丁卡因 200 mg　　　　　　　　D. 利多卡因 400 mg

    E. 丁哌卡因 150 mg

21. 有关吸入麻醉药的描述,不正确的是   （   ）

    A. 吸入麻醉药绝大部分经肺排出,增加通气量可促使其加快经肺排出

    B. 吸入麻醉药其可控性较静脉麻醉药好

    C. 吸入麻醉药都降低颅内压

    D. 吸入麻醉药 MAC 越大,麻醉强度越小

    E. 吸入麻醉药对缺氧性肺血管收缩均有抑制

22. 下列选项中,不属于氯胺酮麻醉的禁忌证的是   （   ）

    A. 严重高血压患者　　　　　　　B. 颅内动脉瘤手术者

C. 精神分裂症患者   D. 甲状腺功能亢进患者

E. 支气管哮喘患者

23. 有关肌松药的描述,**不正确**的是   ( )

A. 琥珀酰胆碱是起效最快的肌松药

B. 肌松药追加量一般为首次量的 $1/5 \sim 1/3$

C. 低钾血症时可增强非去极化肌松药的作用

D. 高钠血症可增强非去极化肌松药的作用

E. 产科使用硫酸镁治疗妊高征病人,维库溴铵作用明显缩短

24. 有关肌松药拮抗的描述,**不正确**的是   ( )

A. 深度肌松时不宜拮抗

B. TOF 刺激至少有 3 个以上计数反应

C. TOF 比例小于 90% 仍算有肌松残留

D. 新斯的明常用剂量为 $0.03 \sim 0.06$ mg/kg

E. 有支气管哮喘的患者禁用

25. 有关脊麻后头痛预防及处理的叙述,**错误**的是   ( )

A. 穿刺针粗细与头痛发生率明显相关

B. 严重时可能引起颅内血肿

C. 麻醉后嘱病人平卧位以减少脑脊液外流

D. 术中及时纠正高血压

E. 严重头痛时可行硬膜外充填血疗法

26. 成人禁食后液体缺失量补充公式为   ( )

A. $4 \times$ 第一个 10 kg$+2 \times$ 第二个 10 kg$+1 \times$ 剩余每个 10 kg

B. $4 \times$ 第一个 20 kg$+2 \times$ 第二个 20 kg$+1 \times$ 剩余每个 10 kg

C. $4 \times$ 第一个 20 kg$+2 \times$ 第二个 10 kg$+1 \times$ 剩余每个 10 kg

D. $4 \times$ 第一个 30 kg$+2 \times$ 第二个 10 kg$+1 \times$ 剩余每个 10 kg

E. $4 \times$ 第一个 30 kg$+2 \times$ 第二个 20 kg$+1 \times$ 剩余每个 10 kg

三、简答题

1. 简述肌松监测时常用电刺激模式的临床意义。

2. 简述脊麻对机体生理功能的影响。

3. 简述喉及支气管痉挛的防治原则。

4. 简述术中高血压的诱发原因及防治原则。

参 考 答 案

一、名词解释

1. 吸入麻醉：麻醉药经呼吸道吸入，产生中枢神经系统抑制，使病人意识消失而不感到周身疼痛，称为吸入全身麻醉，简称吸入麻醉。

2. 霍纳综合征：颈交感神经节被阻滞引起，表现为患侧眼睑下垂、瞳孔缩小、眼结膜充血、鼻塞、面部发红和无汗。

3. 蛛网膜下隙阻滞（脊麻）：将局麻药注入蛛网膜下隙，使脊神经前后根阻滞的麻醉方法。

4. 硬膜外间隙阻滞（硬膜外阻滞/硬膜外麻醉）：将局麻药注入硬膜外间隙，使脊神经根阻滞的麻醉方法。

5. 全脊麻：行硬膜外阻滞时，如穿刺或硬膜外导管误入蛛网膜下隙而未能及时发现，超过脊麻数倍量的局麻药注入蛛网膜下隙，引起全部脊髓节段异常广泛的阻滞，称为全脊麻。

6. 复合麻醉：是指在同一次麻醉过程中同时或先后使用两种或两种以上的麻醉药物。

7. 联合麻醉：是指在同一次麻醉过程中同时或先后使用两种或两种以上的麻醉技术。

8. 全凭静脉麻醉（TIVA）：是指完全采用静脉麻醉药及静脉麻醉辅助药的麻醉方法。

9. 人工低温：指在全身麻醉下，应用药物阻滞自主神经系统，用物理降温方法将患者体温降至预定范围，以降低组织代谢，提高机体对缺氧的耐受能力，适应治疗或手术上的需要。

10. 术中知晓：指患者在术后能回忆起术中所发生的事，并能告知有无疼痛情况。

11. 苏醒延迟：一般认为，凡术后超过 2 小时对呼唤不能睁眼和握手、对痛觉刺激无明显反应，即视为苏醒延迟。

二、选择题

1. B　2. C　3. B　4. D　5. A　6. B

7. D　**解析**：人体体温的相对恒定，有赖于自主性和行为性两种体温调节功能的活动。其中自主性体温调节是在下丘脑体温调节中枢控制下，通过产热装置（骨骼肌、内脏等）和散热装置（汗腺、皮肤、血管等）的作用，保持机体正常的体温调定点水平。阿托品通过影响散热装置，使机体的体温调节发生障碍，导致体温增高。

8. E　**9.** B

10. E　**解析：**严重贫血患者,若实施控制性降压,易导致组织供血不足。

11. B　**12.** E　**13.** B　**14.** D　**15.** B　**16.** B

17. C　**解析：**通常将低温分为轻度低温(33～35℃)、中度低温(28～32℃)、深度低温(17～27℃)和超深低温(<16℃)。

18. B　**19.** D　**20.** C　**21.** C　**22.** E　**23.** E　**24.** B　**25.** D　**26.** A

三、简答题

1. 简述肌松监测时常用电刺激模式的临床意义。

(1)单次刺激：简称单刺激。常用的刺激频率为 0.1 Hz 和 1.0 Hz。0.1 Hz用于监测时效和恢复,1.0 Hz 用于监测肌松药起效和确定超强刺激。临床上可用于指导气管插管和非去极化肌松药的拮抗。

(2)4 个成串刺激(TOF)：给予 4 个单刺激后分别产生 4 个肌颤搐,分别为 T_1、T_2、T_3、T_4,通过 T_4/T_1 的比值评定阻滞程度,用于气管插管时、术中、恢复室内的肌松监测。

(3)强直刺激后单刺激肌颤搐计数(PTC)：在非去极化肌松药完全抑制了单刺激和 4 个成串刺激引起的肌颤搐时,可进一步用 PTC 估计更深的阻滞程度。PTC 维持在 3 次以下可以防止气管隆突刺激引起的呛咳反应。根据 PTC 出现的次数也可以估计不同肌松药肌颤搐恢复时间。

(4)双短强直刺激：肌收缩衰减较 4 个成串刺激更明显,在无记录装置条件下用手触感觉评定术后残余肌松,分辨效果比 TOF 更好。

2. 简述脊麻对机体生理功能的影响。

主要是由于自主神经麻痹所产生的影响,取决于麻醉平面的高低。

(1)循环系统：脊麻对循环的影响主要表现为低血压。当心交感神经(T_1～T_4)被阻滞时心率可能减慢,心脏射血力量减弱。

(2)呼吸系统：低位脊麻对通气影响不大,随着阻滞平面上移肋间肌麻痹,便可能引起通气不足。当阻滞平面达颈部时,由于膈神经阻滞引起呼吸停止。

(3)消化系统：脊麻产生交感神经阻滞,副交感神经功能相对亢进,胃肠道呈现高动力状态,肠管收缩为手术提供了满意的术野,但胃肠道蠕动增强,使恶心、呕吐发生率增加。

(4)生殖泌尿系统：只要血压正常,脊麻对肾功能的影响不大。因脊麻时膀胱平滑肌松弛而括约肌不受影响,术后易出现尿潴留。

3. 简述喉及支气管痉挛的防治原则。

(1)喉痉挛：避免浅麻醉下行气管插管和手术操作;避免缺氧和二氧化碳蓄积;轻度喉痉挛去除局部刺激可自行缓解;中度者用面罩加压吸氧;重度者

行环甲膜穿刺氧疗或静注肌松药,加压吸氧,行气管内插管和人工通气。

（2）支气管痉挛:防止缺氧和二氧化碳蓄积,对轻度患者可手控辅助呼吸;对浅麻醉下引起的支气管痉挛,需加深麻醉或给肌松药;对严重患者用 β_2-受体兴奋药、抗组胺药、皮质激素等。

4. 简述术中高血压的诱发原因及防治原则。

（1）诱发原因

① 麻醉因素:气管插管操作,缺氧及二氧化碳蓄积早期,某些麻醉药作用（氯胺酮、羟丁酸钠）,麻醉过浅。

② 手术因素:手术操作刺激颅神经、额叶,挤压脾和嗜铬细胞瘤。

③ 病情因素:术前高血压史,药物控制不佳,甲状腺功能亢进,嗜铬细胞瘤,精神高度紧张患者。

（2）防治原则

① 术前加强医患沟通,针对患者情况给予足量术前用药。

② 对嗜铬细胞瘤级甲状腺功能亢进病人必须按常规进行充分的术前准备。

③ 麻醉诱导深度应适当,可配合表面麻醉或使用 α、β 受体阻滞剂及右旋美托咪定等。

④ 麻醉维持一定的深度,避免缺氧和二氧化碳蓄积。

⑤ 控制输血输液量。

⑥ 胸腹部手术可用全麻复合硬膜外阻滞。

⑦ 高血压的处理:首先考虑是否麻醉过浅,应及时加深麻醉;有明显应激反应时,可根据情况使用各种降压药控制血压。

第三节　胸科手术的麻醉

一、名词解释

HPV

二、选择题

A1/A2 型题

1. 胸科手术麻醉的基本要求**不包括**　　　　　　　　　　　　　（　　）

A. 消除或减轻纵隔摆动与反常呼吸

B. 避免分泌物影响对侧肺

C. 保持 PaO_2 和 $PaCO_2$ 基本正常水平

D. 减轻循环障碍和注意保温

E. 手术全程需适当过度通气

2. 胸部食管癌手术病人麻醉前准备**不正确**的是　　　　　　　　（　　）

A. 吸烟病人术前必须戒烟 2 个月以上

B. 治疗肺部感染,引流排痰

C. 通气功能不全者行训练呼吸

D. 纠正严重贫血

E. 纠正营养不良

3. 简易评估肺功能的方法**不包括**　　　　　　　　　　　　　　（　　）

A. 吹气试验　　　　　　　　　　　　B. 屏气试验

C. 吹火柴试验　　　　　　　　　　　D. 观察病人上下楼梯后的状态

E. 确认病人有无梗阻性睡眠呼吸暂停史

4. 开胸手术期间呼吸循环管理**不正确**的是　　　　　　　　　　（　　）

A. 健侧肺常规给予 $5\ cmH_2O$ 的 PEEP

B. 维持适当的麻醉深度和足够的肌松

C. 避免支气管痉挛

D. 避免气道阻力增加

E. 保持呼吸道通畅,避免麻醉期低氧和低碳酸血症

5. 开胸食管手术病人的麻醉处理注意事项**不包括**　　　　　　　（　　）

A. 梗阻病人易发生反流、误吸

B. 肌松不够会引起关胸困难

C. 双腔支气管插管有利于同侧肺萎缩,便于手术

D. 手术操作压迫上腔静脉或牵拉刺激心脏等引起低血压、心律失常等血流动力学变化

E. 易发生肺水肿,应适当控制输液

6. 有关开胸引起心排出量降低的原因,<u>错误</u>的是　　　　　　　　　　（　　）

A. 剖胸可减少腔静脉的回心血量

B. 剖胸后肺的萎陷使该侧肺血管的阻力增加

C. 纵隔摆动可引起反射性血流动力学改变

D. 剖胸后通气功能的紊乱可诱发心律失常

E. 单肺通气使心肌收缩力下降

7. 有关麻醉状态下不同体位对呼吸的影响的描述,<u>正确</u>的是　　　（　　）

A. 麻醉前侧卧位,上、下肺通气/血流比例和平卧位不同

B. 麻醉后侧卧位,上、下肺通气/血流比例和麻醉前相似

C. 麻醉前侧卧侧,下肺通气量和平卧位相比会略有减少

D. 麻醉后侧卧位上、下肺通气量,和麻醉前一致

E. 平卧位,麻醉后膈肌会上移

8. 有关麻醉、体位对肺血流影响的描述,<u>正确</u>的是　　　　　　　（　　）

A. 侧卧位开胸后,上侧肺血流增加

B. 侧卧位开胸后,下侧肺血流减少

C. 麻醉肌松使上、下侧肺血流量减少

D. 麻醉肌松使上、下侧肺血流量增加

E. 麻醉肌松使上侧肺 Va/Q 增大

9. 患者需行大手术,预示术后可能出现呼吸功能不全的情况<u>不包括</u>　（　　）

A. $PaCO_2 > 50$ mmHg　　　　　　　B. RV/TLC$>50\%$

C. FEV1$\% > 80\%$　　　　　　　　　D. $PaO_2 < 80$ mmHg

E. FEV1/FVC$<50\%$

10. 有关肺分离通气技术的叙述,<u>不正确</u>的是　　　　　　　　　　（　　）

A. 双腔支气管插管分隔左右肺

B. 气管内腔直径偏细时,可简单利用气管导管行左侧支气管插管单肺通气

C. 支气管堵塞管的缺点是不利于清除分泌物

D. 小儿目前尚无法实施双腔支气管插管

E. 双腔支气管插管可对两侧肺采取不同方式通气

11. 下列哪项<u>不是</u>单肺通气适应证　　　　　　　　　　　　　　　（　　）

A. 左上肺脓疡手术(脓液量超过 50 ml/24 h)

B. 大咯血右肺中叶切除术　　　　　C. 经左胸食管癌切除术

D. 腔镜下双侧胸交感神经链切断术　　E. 经胸骨胸腺瘤切除术

12. 拟行全肺切除术的患者其术前肺功能测定结果最低限度应符合　　（　　）

  A. FEV1>2 L　　　　　　　　　　B. MVV%<50%预计值

  C. RV/TLC>50%　　　　　　　　　D. MVV>40 L/min

  E. PaO_2<60 mmHg

13. 胸腔镜手术过程中发生低氧血症原因<u>不包括</u>　　　　　　　　（　　）

  A. 患者术前有呼吸功能不全　　　　B. 支气管内插管位置不当

  C. 健侧肺通气不良　　　　　　　　D. 低血压

  E. 开胸侧肺有通气

14. 纠正胸腔镜手术过程中发生低氧血症的措施<u>不包括</u>　　　　　（　　）

  A. 单肺通气时健侧肺行纯氧机械通气

  B. 适当增加呼吸频率

  C. 健侧肺施以适当的呼气末正压（PEEP），一般给予 5 cmH_2O

  D. 可单、双肺交替通气

  E. 反复吸引健侧肺

15. 单肺通气（包括两侧肺分别通气）的操作注意事项<u>不包括</u>　　　（　　）

  A. 单肺通气时常规监测 PaO_2、$PaCO_2$，密切注意有无低氧血症的体征

  B. 成人单肺通气的潮气量维持在 8~10 ml/kg

  C. 尽量缩短单肺通气的时间

  D. 及时查找术中低氧血症的原因

  E. 没必要做血气分析

16. 开胸手术时患者仍然保留自主呼吸，下列<u>不正确</u>的表述是　　　（　　）

  A. 出现反常呼吸　　　　　　　　　B. 出现纵隔移位

  C. 出现纵隔摆动　　　　　　　　　D. 出现心排血量降低

  E. 出现通气血流比例（Va/Q）增大，改善患者通气

17. 湿肺患者麻醉的主要危险是　　　　　　　　　　　　　　　　（　　）

  A. 呼吸道大量痰液梗阻　　　　　　B. 肺泡弥散障碍

  C. 肺血流分布异常　　　　　　　　D. 肺活量减少

  E. 潮气量减少

18. 侧卧位开胸手术过程中呼吸功能的维护在于保障　　　　　　　（　　）

  A. 过度通气　　　　　　　　　　　B. 健侧肺通气良好

  C. 降低潮气量，增加呼吸频率　　　D. 避免上侧肺受压

  E. 气道压不宜过低

19. 开胸手术过程中下列监测中更能反映组织灌注情况的是　　　　（　　）

  A. SpO_2　　　　　　　　　　　　　B. 尿量

C. 心输出量　　　　　　　　　　　　D. 收缩压

E. 平均动脉压

20. 手术过程中最常用的呼吸管理方法是　　　　　　　　　　　（　　）

A. 气管插管控制呼吸　　　　　　　　B. 面罩辅助通气

C. 面罩给氧自主呼吸　　　　　　　　D. 气管插管自主呼吸

E. 鼻导管给氧

21. 手术过程中中心静脉压由 8.5 cmH$_2$O 升至 14 cmH$_2$O,无关的因素有

（　　）

A. 手术压迫了大静脉　　　　　　　　B. 使用了缩血管药物

C. 大量输血　　　　　　　　　　　　D. 肺小血管广泛栓塞

E. 发热

22. 下列情况中,可导致 P$_{ET}$CO$_2$ 与 PaCO$_2$不一致的是　　　　（　　）

A. 高 CO$_2$ 血症　　　　　　　　　　B. 低氧血症

C. 患者出现通气不足　　　　　　　　D. 急性肺栓塞

E. 感染

23. 手术过程中患者发生肺大泡破裂,出现伴有呼吸困难的张力性气胸时应

（　　）

A. 立即吸氧

B. 立即气管插管

C. 立即于伤侧锁骨中线第 5 肋间穿刺排气

D. 立即于伤侧锁骨中线第 2 肋间穿刺排气

E. 立即于伤侧腋中线第 5 肋间穿刺排气

24. 肺大泡破裂伴有胸闷气急患者需行急诊手术,麻醉诱导前应先行　（　　）

A. 肺功能检查　　　　　　　　　　　B. 呼吸功能锻炼

C. 纤支镜检查　　　　　　　　　　　D. 摄胸片

E. 胸腔闭式引流

25. 下列哪项检查有助于了解患者能否耐受全肺切除术　　　　　（　　）

A. 胸部 MRI 检查　　　　　　　　　B. 肺功能检查

C. 胸部 X 检查　　　　　　　　　　D. 支气管镜检查

E. 胸部 CT 扫描

26. 支气管扩张患者,每天咳痰 150 ml,拟行肺叶切除术,最合理的麻醉方式是

（　　）

A. 支气管内插管全麻　　　　　　　　B. 清醒气管插管

C. 慢诱导气管插管　　　　　　　　　D. 全凭静脉麻醉

E. 静吸复合气管内插管全麻

27. 不能进流质 2 周的食管癌患者,麻醉诱导时需注意 （　　）

    A. 气管插管困难　　　　　　　　B. 迷走神经反射导致心搏骤停

    C. 呛咳　　　　　　　　　　　　D. CO_2 蓄积

    E. 误吸

28. 患者,女性,70 岁,房颤史 8 年,心功能良好,其余病史及检查无异常发现,因食管下段癌需手术,围术期<u>首先</u>要注意的并发症是 （　　）

    A. 呼吸功能不全　　　　　　　　B. 肾功能不全

    C. 低钾血症　　　　　　　　　　D. 低钠血症

    E. 血管栓塞

29. 食管中段癌手术患者,术前各项检查正常,术中突然发现血压下降,10 秒内平均动脉压由 100 mmHg 降至 50 mmHg,CVP 由 8 cmH_2O 迅速升至 16 cmH_2O,ECG 监测无明显改变,可能的原因为 （　　）

    A. 过敏　　　　　　　　　　　　B. 手术操作时心脏挤压

    C. 突然大出血　　　　　　　　　D. 麻醉过深

    E. 麻醉过浅

30. 下列纵隔肿瘤患者麻醉注意事项中,<u>错误</u>的是 （　　）

    A. 术前应了解肿瘤对气道压迫及侵蚀情况

    B. 对诱导时可能出现的气道梗阻要有明确预案

    C. 术前应了解肿瘤对上腔静脉有无压迫及梗阻情况

    D. 宜同时开放上下肢静脉

    E. 纵隔肿瘤手术必须插双腔支气管导管

A3/A4 型题

31—34 题共用题干

患者,男性,72 岁,身高 173 cm,体重 60 kg,既往有高血压和高脂血症,因呼吸困难、咳嗽近 2 月入院。入院检查后确诊为右肺癌,并拟行右肺切除术。术前检查,该患者能耐受常规的呼吸道检查,右侧肺野呼吸音减弱,肺功能测定提示:MVV 76 L/min、FEV1 2.3 L、FEV1% 65%。生命体征:血压 150/84 mmHg,心率 70 次/分,呼吸频率 20 次/分,吸室内空气时 SpO_2 在 90%～92%。血气结果:PH 7.34、$PaCO_2$ 56 mmHg、PaO_2 98 mmHg。术前心电图提示左室肥大,超声心动图提示左室射血分数正常。实验室检查显示 Hb 170 g/L,其他结果正常。入室后,深静脉导管及动脉导管置入后,行麻醉诱导,顺利插入 37F 的左侧双腔管。单肺通气时,SpO_2 在 15 分钟内由 99% 降到了 92%,积极处理后,SpO_2 在 10 分钟内升到 99%。手术经过顺利,手术后第三天患者出现呼吸困难,面罩吸氧在 SpO_2 90% 上下波动,胸片提示左肺水肿,行气管插管机械通气,第五天顺利撤机,患者康复出院。

31. 下列叙述正确的是 （ ）

A. 肺功能测定值是患者能否耐受一侧肺或肺叶切除术的唯一指标

B. MVV 76 L/min、FEV1 2.3L、FEV1% 65%,提示该患者不能行右肺切除术

C. MVV 76 L/min、FEV1 2.3L、FEV1% 65%,提示该患者可以行右肺切除术

D. 患者吸室内空气时 SpO_2 在 90%～92%,提示该患者不能行右肺切除术

E. 患者手术后第三天患者出现呼吸困难,提示该患者不能耐受右肺切除术

32. 下列哪一项是正确的 （ ）

A. 患者行右肺切除术不增加术后肺水肿的风险

B. 所有行肺叶切除患者术前必须完善肺功能检查

C. 应最大化通气侧肺低氧性肺血管收缩

D. 所有患者都必须行高容量(10～12 ml/kg)肺通气,这是避免肺不张发生的唯一途径

E. 以上皆错

33. 单肺通气时低氧血症的处理,下列选项错误的是 （ ）

A. 用纤维支气管镜调节双腔管位置时,支气管套囊应该在气管隆嵴上 1 cm 左右

B. 单肺通气时,通气侧肺的呼气末正压会加重血液分流

C. 单肺通气时,非通气侧肺的持续呼吸道正压可以改善氧合

D. 大潮气量会损伤通气肺的肺泡

E. 吸入纯氧

34. 下列哪项是胸科手术后肺水肿发生的高危因素 （ ）

A. 肺切除   B. 食管癌根治手术

C. 术中大量输液   D. A 和 C

E. 以上皆不是

三、简答题

1. 简述开胸引起心排出量降低的原因。

2. 简述麻醉状态下侧卧位对肺通气和血流的影响。

3. 简述肺大疱患者的麻醉要点。

参 考 答 案

一、名词解释

HPV:缺氧性肺血管收缩,是指单肺通气时萎陷肺的血管因缺氧发生收缩,血液分流到健侧肺的保护性反射。

二、选择题

1. E   2. A   3. E   4. A   5. B   6. E   7. E   8. E   9. C
10. B   11. E   12. A   13. E   14. E   15. E   16. E   17. A   18. B
19. B   20. A   21. E   22. D   23. D   24. E   25. B   26. A   27. E
28. E   29. B   30. E   31. C   32. B   33. A   34. D

三、简答题

1. 简述开胸引起心排出量降低的原因。

① 剖胸侧胸腔内负压的消失在一定程度上减少了腔静脉的回心血量。② 剖胸侧肺的萎陷使该侧肺血管的阻力增加减少了流向左心房的肺静脉血量。③ 纵隔摆动特别是剧烈的摆动使上、下腔静脉随心脏的摆动而来回扭曲,致使其静脉回流间歇性地受阻,造成回心血量减少。④ 纵隔摆动时对纵隔部位神经的刺激也易引起反射性血流动力学改变,严重时可致心脏停搏。⑤ 剖胸后通气功能的紊乱、通气/血流比值失调导致的 PaO_2 降低或(和)$PaCO_2$ 增高,可诱发心律失常。

2. 简述麻醉状态下侧卧位对肺通气和血流的影响。

麻醉后侧卧位时,卧侧膈肌不再能因顶部较高而增强收缩和加强卧侧肺通气;加之,卧侧膈肌活动较对侧膈肌更为受限,纵隔也压迫卧侧肺而减少通气,故非卧侧肺的通气量大于卧侧肺。而重力作用对肺血流的影响仍如前述,因而造成 Va/Q 比值失调,即非卧侧肺无效腔增大,卧侧肺肺内分流增多。

3. 简述肺大疱患者的麻醉要点。

① 一般选用气管内插管,对大疱中已有积液或感染者宜作双腔支气管导管插管。② 如麻醉前肺大疱破裂发生气胸者,术前应先行胸腔闭式引流再开始麻醉诱导。③ 进行麻醉诱导直至开胸前应警惕肺大疱可能破裂,作间歇正压必须用较低的压力。肺大疱与支气管相通时正压通气可造成肺大疱急剧扩大甚至破裂,导致张力性气胸的发生。④ 由于笑气有扩大闭合体腔容量的作用,肺大疱麻醉中不宜使用笑气。

第四节　心脏及大血管手术的麻醉

一、选择题

A1/A2 型题

1. 肺动脉高压的病人<u>不宜</u>选用哪种麻醉药 （　　）
   - A. 依托咪酯
   - B. 氯胺酮
   - C. 芬太尼
   - D. 丙泊酚
   - E. 异氟醚

2. 左向右分流病变<u>不包括</u>下列 （　　）
   - A. 室间隔缺损（VSD）
   - B. 房间隔缺损（ASD）
   - C. 法洛四联征（TOF）
   - D. 动脉导管未闭（PDA）
   - E. 埃勃斯坦畸形（Ebstein）

3. 法洛四联征患儿麻醉 Bp 86/42 mmHg，FiO_2 0.60，SpO_2 87%。问下述何项措施对改善血氧<u>最有效</u> （　　）
   - A. 提高 FiO_2
   - B. 增加潮气量
   - C. PEEP 通气
   - D. 加快输液
   - E. 静注去氧肾上腺素或麻黄碱

4. 法洛四联征选用哪种诱导药最为理想 （　　）
   - A. 依托咪酯
   - B. 氯胺酮
   - C. 异氟烷
   - D. 恩氟烷
   - E. 七氟烷

5. 典型法洛四联征属于下列哪种分流 （　　）
   - A. 左向右分流
   - B. 右向左分流
   - C. 左向、右向分流同时存在
   - D. 肺内分流
   - E. 无分流

6. 法洛四联征<u>不包括</u>下列哪项 （　　）
   - A. 室间隔缺损
   - B. 房间隔缺损
   - C. 主动脉骑跨
   - D. 右心室肥厚
   - E. 肺动脉狭窄

7. 严重发绀性心脏病患儿出现蹲踞是由于 （　　）
   - A. 心脏前负荷过重
   - B. 心脏后负荷过重
   - C. 脑血管痉挛
   - D. 呼吸困难
   - E. 氧饱和度过低

8. 蹲踞改善症状的机制是 （ ）

    A. 直接增加外周血管阻力

    B. 间接增加肺血管阻力和肺动脉压

    C. 减少全身氧耗

    D. 增加腹内压和回心血量

    E. 减少回心血量

9. 主动脉瓣狭窄的患者麻醉诱导时出现血压 75/55 mmHg,心率 90 次/分,
处理时最好选用 （ ）

    A. 快速扩容   B. 小剂量肾上腺素

    C. 去氧肾上腺素   D. 654-2

    E. 多巴胺

10. 房颤对循环功能的干扰主要在于 （ ）

    A. 干扰心室充盈   B. 影响心肌血流

    C. 增加心脏负荷   D. 干扰心室收缩

    E. 影响冠脉回流

11. 发绀性心脏病术中最容易出现低氧血症的原因是 （ ）

    A. 通气不足

    B. 麻醉期间肺通气/血流(Va/Q)比例失调,引起肺内分流

    C. 支气管痉挛

    D. 外周血管阻力过高

    E. 右室流出道痉挛或外周血管阻力降低

12. 缩窄性心包炎主要病理生理改变是 （ ）

    A. 舒张受限,心脏充盈不足   B. 心动过速

    C. 中心静脉压过高   D. 心脏后负荷过重

    E. 心脏前负荷过重

13. 缩窄性心包炎病人的麻醉前准备哪项<u>正确</u> （ ）

    A. 静脉补充白蛋白和血浆   B. 尽量抽尽胸水

    C. 给予利尿药,控制右心衰竭症状   D. 尽量抽尽腹水

    E. 给予洋地黄化

14. 缩窄性心包炎病人麻醉的要点<u>最重要</u>的是 （ ）

    A. 术前纠正低蛋白血症

    B. 呼吸功能低下,术前注意预防感染

    C. 保持适当前后负荷和心动过速

    D. 手术易出血

    E. 麻醉不宜过浅

15. 缩窄性心包炎松解后容量管理原则上需注意 （ ）

    A. 积极输血   B. 输晶体液

    C. 输胶体液   D. 限制输液加利尿

    E. 加快输液

16. 通过心脏前负荷的增加，改善心搏出量的根本原因是由于 （ ）

    A. 心脏扩大

    B. 通过 Frank-Starling 机制增加心肌收缩力

    C. 心肌肥厚

    D. 心率增快

    E. 心脏排血阻力下降

17. 体外循环麻醉需监测病人全血激活凝固时间（ACT），患者 ACT 的正常值
和体外循环转机前应达值分别为 （ ）

    A. <200 秒，>300 秒   B. <60 秒，>100 秒

    C. <130 秒，>480 秒   D. <300 秒，>800 秒

    E. <45 秒，>240 秒

18. 体外循环中对红细胞破坏最明显的因素是 （ ）

    A. 高氧   B. 高流量

    C. 泵负压吸引   D. 低温

    E. 药物

19. 体外循环的基本原理是 （ ）

    A. 将血液从人体静脉系统引出体外，经人工肺氧合后泵入人体动脉系统

    B. 将血液从人体动脉系统引出体外，经人工肺氧合后泵入人体静脉系统

    C. 将血液从人体静脉系统引出体外，经人工肺氧合后泵入人体静脉系统

    D. 将血液从人体动脉系统引出体外，经人工肺氧合后泵入人体动脉系统

    E. 将血液从人体静脉系统引出体外，单经人工心脏后泵入人体动脉系统

20. 长期应用 β-受体阻滞剂的心脏病患者，术前突然停药会引起 （ ）

    A. 哮喘发作   B. 可加剧心绞痛或诱发心肌梗死

    C. 严重心动过缓   D. 低血糖

    E. 低血压

21. 围术期监测心肌缺血最敏感和准确的是 （ ）

    A. 心电图监测   B. 心肌酶谱

    C. 心肌肌钙蛋白（aTnI）   D. 中心静脉压

    E. 肺动脉压楔压

22. 对心肌缺血反应最特异的指标是 （ ）

    A. 心绞痛   B. 活动受限

C. 心电图异常   D. 心肌酶谱和 aTnI

E. 超声心动图

23. 无高血压病史的麻醉患者,手术过程中平均动脉压<u>不应低于</u> （　　）

A. 40 mmHg   B. 50 mmHg

C. 60 mmHg   D. 80 mmHg

E. 90 mmHg

24. 下列有关冠心病患者麻醉要点的叙述哪一项是<u>错误</u>的 （　　）

A. 防止低血压

B. 防止心动过速

C. 避免过度通气

D. 麻醉宜浅,以防心肌收缩力抑制

E. 充分供氧

25. 术前服用阿司匹林的颅内外科手术患者,最好应在术前几天停药 （　　）

A. 1 天   B. 3 天   C. 7 天   D. 14 天   E. 不停药

26. 冠心病患者术前治疗的主要目的是 （　　）

A. 控制心力衰竭,改善肺功能   B. 减少心肌氧耗,改善心肌氧供

C. 增加心肌收缩性,改善左室功能   D. 加强营养,改善全身状况

E. 治疗或改善各类严重心律失常

27. 冠心病患者心脏功能的评估哪项最重要 （　　）

A. 年龄   B. 射血分数

C. 心率   D. 是否合并贫血

E. 病程

28. 下列主动脉瓣关闭不全的血流动力学改变的叙述,<u>正确</u>的是 （　　）

A. 适当增加心率可减少反流而增加心输出量

B. 减慢心率可减少反流,增加 SV

C. 易发生心肌缺血和心绞痛

D. LVEDV 明显增加,EF 明显下降

E. 麻醉中应增加体循环阻力,才能提升动脉压

29. 心脏病患者术前高危征象<u>不包括</u> （　　）

A. X 线片示心胸比例＞0.7   B. 肺动脉压/体动脉压＞0.91

C. 冠心病患者再次行 CABG 手术   D. 6 个月内发生过心肌梗死

E. 房颤

30. 心室肌的前负荷是指 （　　）

A. 收缩末期容积   B. 舒张末期容积

C. 等容收缩期容积   D. 等容舒张期容积

E. 心室肌收缩所遇到的阻力

31. 正常心脏的 EF 为 　　　　　　　　　　　　　　　　　　　(　)

A. >0.6　　B. >0.5　　C. >0.4　　D. >0.7　　E. >0.8

32. 关于心包积液的麻醉处理的描述,**正确**的是 　　　　　　　　(　)

A. 增加心脏前负荷提升血压

B. 维护较慢的心率,预防心肌缺血

C. 除去心包积液前使用洋地黄类药物

D. 除去心包积液后应扩容防止低血压

E. 可以使用多巴胺帮助维持循环

33. 临床上最实用、最有效估计左心室后负荷的检查方法 　　　　(　)

A. 肺小动脉楔压　　　　　　　　　B. 心率

C. 中心静脉压　　　　　　　　　　D. 动脉血压

E. 左心室舒张压

34. 诊断房颤最重要的 ECG 依据是 　　　　　　　　　　　　　(　)

A. ECG 基线颤动　　　　　　　　　B. 见不到 P 波

C. R-R 间距绝对不等　　　　　　　D. QRS 波形正常

E. 宽大畸形的 QRS 波形

35. 下列哪项所致心排血量减少,**不宜**用血管扩张药治疗 　　　(　)

A. 缩窄性心包炎　　　　　　　　　B. 室间隔缺损

C. 二尖瓣关闭不全　　　　　　　　D. 高血压性心脏病

E. 充血性心肌病

36. 关于心脏病患者术前用药的描述,**正确**的是 　　　　　　　(　)

A. 术前常规使用阿托品,以防术中心动过缓

B. 术前东莨菪碱与吗啡联合肌注,可提供良好的镇静和遗忘

C. 尽量不使用术前用药,以免抑制心功能

D. 巴比妥类药物为首选药物

E. 主张将抗焦虑药物与阿托品合用

37. 早期室间隔缺损属于下列哪种分流 　　　　　　　　　　　　(　)

A. 右向左分流　　　　　　　　　　B. 左向右分流

C. 肺内分流　　　　　　　　　　　D. 左向、右向分流同时存在

E. 无分流

38. 引起左心室后负荷增加的主要因素是 　　　　　　　　　　　(　)

A. 体循环高压　　　　　　　　　　B. 肺循环高压

C. 二尖瓣关闭不全　　　　　　　　D. 血容量增加

E. 左向右分流的先心病

39. 左心衰竭时首先发生淤血的器官是 （　）

    A. 肾　　　　B. 肝　　　　C. 小肠　　　　D. 脾　　　　E. 肺

40. 心脏指数等于 （　）

    A. 心输出量除以体表面积

    B. 心率×每搏输出量

    C. 心输出量×每搏输出量/体表面积

    D. 每搏输出量×体表面积

    E. 每搏输出量×心率

41. 胸主动脉瘤患者夜间起床时摔倒,突然胸痛、气急、继而神志丧失,呼吸心搏骤停,拟进手术室行体外循环下手术抢救,此时下列措施中错误的是（　）

    A. 立即胸外心脏按压,保持呼吸道通畅,等待自主心律恢复后立即手术治疗

    B. 立即托起下颌,保持呼吸道通畅

    C. 立即口对口人工呼吸

    D. 立即开放静脉输血、输液

    E. 尽快麻醉、体外循环下手术、挽救生命

42. 胸外除颤时,电极板应置于 （　）

    A. 胸骨左缘第二肋间,心尖区　　　　B. 胸骨左缘第三肋间,心尖区

    C. 左侧锁骨下,心尖区　　　　D. 胸骨右缘第二肋间,心尖区

    E. 心尖区

43. 对于主动脉瓣狭窄的患者,决定其心脏每搏量的因素是 （　）

    A. 右心室舒张末压,心室壁厚度,舒张时程

    B. 瓣膜口面积,心室壁厚度,舒张时程

    C. 瓣膜口面积,平均跨瓣压差,射血时间

    D. 瓣膜口面积,左心室舒张末压,射血时间

    E. 左心室舒张末压,舒张时程,平均跨瓣压差

44. 二尖瓣狭窄矫治术麻醉管理原则不包括 （　）

    A. 防止心动过速　　　　B. 控制输液,保持合适的血容量

    C. 常规应用正性肌力药物　　　　D. 用洋地黄控制心率

    E. 术后呼吸辅助

45. 肥厚性梗阻性心肌病患者手术中血压由 140/82 mmHg 降到 80/60 mmHg,心率由 80 次/分降到 70 次/分,首选升压药为 （　）

    A. 去氧肾上腺素　　　　B. 麻黄碱

    C. 多巴胺　　　　D. 加快输液

    E. 多巴酚丁胺

46. 通过肺动脉插管测定的左心前负荷参数是　　　　　　　　　　（　　）

    A. 右房压　　　　　　　　　　　　B. 肺血管阻力

    C. 右室平均压　　　　　　　　　　D. 肺循环总阻力

    E. 肺动脉楔压

47. 终止心室颤动最有效的措施是　　　　　　　　　　　　　　　（　　）

    A. 非同步直流电复律　　　　　　　B. 同步直流电复律

    C. 静脉注射利多卡因　　　　　　　D. 持续胸外心脏按压

    E. 人工呼吸

48. 患者,女性,40 岁,有风心病史,活动后出现气急、咳嗽、咳粉红色泡沫样痰伴烦躁,体检:血压 140/80 mmHg,两肺哮鸣音,两下肺湿啰音,心率 140 次/分,心律不齐。该患者首选哪种静脉制剂增强心肌收缩力　　（　　）

    A. 地高辛　　　　　　　　　　　　B. 毛花苷 C

    C. 多巴酚丁胺　　　　　　　　　　D. 米力农

    E. 多巴胺

49. 心脏病患者麻醉原则应达到　　　　　　　　　　　　　　　　（　　）

    A. 止痛完善

    B. 对心肌收缩力无明显抑制

    C. 保持循环稳定和各重要脏器血供

    D. 不促使心律失常和心肌氧耗增加发生

    E. 以上均正确

50. 成年男性,严重心包积液,在心包打开之前,心率应该维持在什么水平　　　　　　　　　　　　　　　　　　　　　　　　　　　（　　）

    A. 心率 50～60 次/分,适当心动过缓,以利心肌供需氧平衡

    B. 心率 60～80 次/分,正常偏慢,兼顾心排出量和供需氧平衡

    C. 心率在 70～100 次/分,保持心率正常或稍快,经维持心肌收缩力

    D. 心率 100～120 次/分,以维持足够的心输出量

    E. 心率 60～100 次/分均可,没有必要刻意控制

51. 关于心脏 EF 的描述,<u>正确</u>的是　　　　　　　　　　　　　（　　）

    A. 二尖瓣关闭不全,会使 EF 增大

    B. 二尖瓣狭窄,会使 EF 增大

    C. 主动脉瓣狭窄,会使 EF 增大

    D. 主动脉瓣关闭不全,会使 EF 减小

    E. 三尖瓣关闭不全,会使 EF 减少

A3/A4 型题

52—56 题共用题干

患者,女性,68 岁,因颈内动脉狭窄入院准备行颈内动脉内膜剥脱术,术前心电图检查示窦性心动过缓 48 次/分,完全性左束支传导阻滞

52. 对该患者术前访视最需要了解的病史或体征是 （　　）

    A. 胸痛　　　　B. 胸闷　　　　C. 晕厥　　　　D. 心慌　　　　E. 下肢水肿

53. 最需要完善的检查是 （　　）

    A. 血气分析　　　　　　　　　　　B. 24 小时动态心电图

    C. 心脏冠脉造影　　　　　　　　　D. 运动心电图

    E. 心脏二维超声检查

54. 手术过程中出现心率突发从 53 次/分减慢为 30 次/分,血压 135/55 mmHg,首选的治疗措施是 （　　）

    A. 阿托品 0.5～1 mg　　　　　　　B. 肾上腺素 1～2 mg

    C. 去氧肾上腺素 100～200 μg　　D. 麻黄碱 5～10 mg

    E. 肾上腺素 10～30 μg

55. 手术过程中出现心率突发从 53 次/分减慢为 30 次/分,血压 55/40 mmHg,首选的治疗措施是 （　　）

    A. 阿托品 0.5～1 mg　　　　　　　B. 肾上腺素 1～2 mg

    C. 去氧肾上腺素 100～200 μg　　D. 异丙肾上腺素 5～10 μg

    E. 肾上腺素 10～30 μg

56. 手术结束后尚未拔管,患者挣扎,血压 180/130 mmHg,心率 57 次/分,嘱患者睁眼无力,自主潮气量 150 ml,呼吸频率 22 次/分,处理措施是 （　　）

    A. 无需任何处理,等待其恢复

    B. 给予新斯的明 2 mg,阿托品 1 mg

    C. 给予丙泊酚 20～40 mg 或瑞芬太尼 60～80 μg

    D. 给予压宁定 12.5 mg

    E. 手控呼吸

57—60 题共用题干

患者,女性,39 岁,60 kg,因劳累后疲劳、心悸,心绞痛 4 个月,气促 5 年,近来加重,诊断为重度主动脉瓣狭窄入院,拟行主动脉瓣置换术。查血压 130/80 mmHg,X 线检查左心室增大;超声心动图示:主动脉瓣膜增厚,开放受限,开放速度减慢,左心室壁增厚。

患者入手术室后突感左心前区疼痛,伴冷汗,血压 120/70 mmHg、心律 110 次/分。

57. 最可能的情况是　　　　　　　　　　　　　　　　　　　　　　（　　）

    A. 主动脉瓣狭窄加重　　　　　　　　　B. 术前禁食致胃空腹痛

    C. 术前吗啡致胃肠道痉挛　　　　　　　D. 低血糖反应

    E. 心肌耗氧量增加、心肌缺血致心绞痛

58. 下列处理中, <u>不正确</u>的是　　　　　　　　　　　　　　　　　　（　　）

    A. 立即应用镇静剂　　　　　　　　　　B. 立即吸氧

    C. 小剂量艾司洛尔　　　　　　　　　　D. 小剂量硝酸甘油

    E. 小剂量芬太尼

59. 此患者围术期麻醉管理最重要的措施是　　　　　　　　　　　　（　　）

    A. 维持窦性心律, 避免心动过速　　　　B. 维持低心脏前负荷

    C. 充分给氧　　　　　　　　　　　　　D. 维持左室的收缩功能

    E. 适当降低血压, 减少左室负担

60. 术中如患者血压降至 80/50 mmHg, 心率 65 次/分, 此时应立即　　（　　）

    A. 不用立即处理, 继续观察　　　　　　B. 静注阿托品

    C. 静注肾上腺素　　　　　　　　　　　D. 静注去氧肾上腺素

    E. 加速输液速度

二、简答题

1. 简述体外循环并发症。

2. 简述二尖瓣狭窄患者的麻醉处理。

3. 简述心血管手术麻醉前准备要点。

参 考 答 案

一、选择题

1. B	**2.** C	**3.** E	**4.** B	**5.** B	**6.** B	**7.** E	**8.** A	**9.** C
10. A	**11.** E	**12.** A	**13.** C	**14.** C	**15.** D	**16.** B	**17.** C	**18.** C
19. A	**20.** B	**21.** C	**22.** D	**23.** C	**24.** D	**25.** C	**26.** B	**27.** B
28. A	**29.** E	**30.** B	**31.** B	**32.** E	**33.** D	**34.** C	**35.** A	**36.** B
37. B	**38.** A	**39.** E	**40.** A	**41.** A	**42.** D	**43.** C	**44.** C	**45.** A
46. E	**47.** A	**48.** B	**49.** E	**50.** D	**51.** A	**52.** C	**53.** B	**54.** A
55. E	**56.** C	**57.** E	**58.** D	**59.** A	**60.** D			

二、简答题

1. 简述体外循环并发症。

（1）低心排综合征：通常指机体容量、阻力都正常或做了较大的代偿的情况下，心脏做功仍不能满足机体循环需要的状况。

（2）肺并发症：包括肺不张、肺水肿、灌注肺等，是手术后较常见的并发症。

（3）脑部并发症：主要由体外循环导致的脑缺血缺氧、脑栓塞及急性颅内出血引起。

（4）出血：主要原因为止血不彻底、肝素化后凝血机制的变化、转流中血小板的消耗和功能的降低、凝血因子稀释及破坏、大量库血的使用等。

（5）急性肾功能不全：大多数患者表现为短暂的轻度肾功能不全。心脏手术后发生急性肾功能不全是多种因素的综合作用，包括心功能不全、肾脏储备能力下降、糖尿病和周围血管疾病。

2. 简述二尖瓣狭窄患者的麻醉处理。

（1）避免心动过速和血压波动过大（包括患者情绪、麻醉前用药、麻醉诱导与维持等因素）。控制输液，保持合适的血容量，避免加重原已存在的肺动脉高压。

（2）心房纤颤患者，洋地黄类应用至术前，保持心率 50～80 次/分（宜偏慢）；注意可能的外周动脉栓塞。

（3）术中心动过速，首先考虑浅麻醉，低 O_2、高 CO_2 血症或血容量不足，再试用 β-受体阻滞药。对房颤患者术中出现室速应以药物进行处理，不宜电复律以免栓子脱落造成栓塞。

（4）肺动脉高压应使用扩张血管药物，注意低 O_2、高 CO_2、浅麻醉可致肺血管阻力增加。

（5）对低血压需要在控制心室率的基础上补充血容量、应用血管收缩药、使用正性肌力药物。

（6）维护心功能，避免低心排，合理应用心肌正性变力性药物如多巴胺、多巴酚丁或肾上腺素、异丙肾上腺素等，以增强心肌收缩力。采用血管扩张药硝普钠，减轻后负荷，前提是心室率不快。

（7）术毕必须进行呼吸支持（机械通气），根据病情决定通气时间。

（8）重症患者的监测，除常规监测项目外，尚需考虑漂浮导管监测。

3. 简述心血管手术麻醉前准备要点。

（1）总的要求：尽可能改善患者的心脏功能和全身情况，对并存症予以治疗和控制。注意精神方面的准备，减少或解除患者的焦虑和恐惧。

（2）调整心血管治疗用药：使用洋地黄类药物、β-受体阻滞药和钙通道阻滞药的患者，一般不主张术前停药，必要时可根据病情适当调整剂量。使用利尿药的患者应注意补充血容量和补钾。

（3）麻醉前用药

① 除严重呼吸循环功能受抑制者外，为防止或解除患者对手术的焦虑、紧张、恐惧情绪，一般都应给予较重的有足够镇静作用的麻醉前用药。

② 根据患者心血管病的特点用药，亦即广义的麻醉前用药。

第五节　神经外科手术的麻醉

一、选择题

A1/A2 型题

1. 正常情况下，成人脑组织的重量占体重的百分比为 　　　（　　）

A. 2% 　　　B. 3% 　　　C. 4% 　　　D. 5% 　　　E. 6%

2. 正常情况下，脑血流约占心输出量的百分比为 　　　（　　）

A. 8%～10% 　　　　　　　　B. 10%～12%

C. 12%～5% 　　　　　　　　D. 15%～18%

E. 18%～20%

3. 动脉血二氧化碳分压低于多少时，会发生脑缺血、缺氧 　　（　　）

A. 10 mmHg 　　　　　　　　B. 20 mmHg

C. 30 mmHg 　　　　　　　　D. 40 mmHg

E. 50 mmHg

4. 正常人平卧时，颅内压为 　　　（　　）

A. 30～40 mmHg 　　　　　　B. 25～30 mmHg

C. 20～25 mmHg 　　　　　　D. 15～20 mmHg

E. 5～15 mmHg

5. 静脉麻醉药中，使脑血流和脑代谢增加的药物是 　　（　　）

A. 丙泊酚 　　　　　　　　　B. 依托咪酯

C. 氯胺酮 　　　　　　　　　D. 咪达唑仑

E. 巴比妥类药物

6. 下列关于神经外科手术麻醉前用药不正确的是 　　（　　）

A. 以不抑制呼吸功能，不增加颅内压为基本原则

B. 对呼吸功能不全不用或慎用镇静药

C. 对烦躁、焦虑和不合作患者可适当加大镇静药剂量，但需慎防呼吸抑制

D. 抗胆碱药多选用东莨菪碱

E. 术前长期服用的抗癫痫药应停用

7. 小脑脑桥角肿瘤患者的麻醉,<u>不恰当</u>的是 （　　）

　　A. 术前最好做听力检查　　　　　B. 术前最好做视力检查

　　C. 了解内环境情况　　　　　　　D. 应评估心、肺、肝、肾功能

　　E. 麻醉手术后可能发生面瘫

8. 关于颅内压的描述,<u>不正确</u>的是 （　　）

　　A. 正常成人平卧时的颅内压为 5~15 mmHg

　　B. 颅内压超过 40 mmHg,为重度颅内高压,严重时可形成脑疝

　　C. 颅内高压的主要危害是导致脑组织缺血、缺氧

　　D. 颅内高压三联征:头痛、呕吐、凸眼

　　E. 急性颅内高压比慢性颅内高压的危害性更大

9. 颅内高压常见的原因中,下列<u>错误</u>的是 （　　）

　　A. 低钠血症　　　　　　　　　　B. 中脑导水管阻塞

　　C. 脑外伤　　　　　　　　　　　D. 脑膜瘤

　　E. 过度通气

10. 降低颅内压<u>不正确</u>的方法是 （　　）

　　A. 头低位　　　　　　　　　　　B. 肾上腺皮质激素

　　C. 低温麻醉　　　　　　　　　　D. 控制性降压

　　E. 利尿剂应用

11. 与颅内压升高<u>无直接关系</u>的是 （　　）

　　A. 吸入麻醉药　　　　　　　　　B. $PaCO_2$

　　C. 静脉麻醉药　　　　　　　　　D. 肌松药

　　E. 输液

12. 临床上采用过度通气以降低颅内压,$PaCO_2$ 一般维持在 （　　）

　　A. 15~20 mmHg　　　　　　　　B. 20~25 mmHg

　　C. 25~30 mmHg　　　　　　　　D. 30~35 mmHg

　　E. 35~40 mmHg

13. 颅内高压采用低温疗法,<u>不正确</u>的是 （　　）

　　A. 最适用于重型颅脑外伤　　　　B. 颅脑外伤后早期就应开始

　　C. 以头部为重点进行降温　　　　D. 体温宜降低至 32℃ 以下

　　E. 可用降温毯、头部冰帽、四肢大动脉处放置冰袋等

14. 麻醉医生在颅高压患者颅脑手术围术期最重要的任务是 （　　）

　　A. 调控颅内压　　　　　　　　　B. 合适的通气方式

　　C. 控制性低血压　　　　　　　　D. 液体管理

　　E. 手术中选择合适的体位

15. 围术期脑功能保护措施中,<u>不合适</u>的是 （　　）

A. 应用硫喷妥钠
B. 使用高渗葡萄糖脱水

C. 应用地塞米松
D. 应用丙泊酚

E. 钙通道阻滞剂

16. 颅脑外伤患者的麻醉药物选择,<u>错误</u>的是 （　　）

A. 深昏迷的患者可直接或使用肌松药的情况下进行气管插管

B. 全麻药选择诱导快、半衰期短、蓄积少的药物

C. 丙泊酚复合阿片类药物是较理想的用药方案

D. 颅脑外伤行开颅血肿清除术的手术创伤较大,应予具有脑保护作用的较大剂量的全麻药

E. 麻醉药物的选择应注意继发性脑损伤的发生

17. 关于颅脑外伤伴颅底骨折的患者,下列围术期处理方法中<u>错误</u>的是

（　　）

A. 麻醉前,应注意是否合并有其他重要脏器的严重外伤

B. 麻醉期间,为了防止脑脊液鼻漏而引起的误吸,可用无菌棉球塞鼻

C. 麻醉方法可采取静吸复合全麻

D. 手术期间发现颅内压高,可采用适当加大通气量,但注意维持酸碱平衡

E. 麻醉后必要时呼吸支持

18. 颅脑外伤紧急治疗流程中,<u>错误</u>的是 （　　）

A. 采用 Glasgow 评分法对患者的意识做出评估

B. 术中唤醒以评估脑功能
C. 建立气道

D. 早期开始液体复苏
E. 降低颅内压

19. 颅脑损伤患者抬高床头 15～30 cm 的最主要的目的是 （　　）

A. 降低颅内压
B. 有利于伤口愈合

C. 有利于呼吸道通畅
D. 患者舒适

E. 防止误吸

20. 关于后颅凹肿瘤手术麻醉过程中,<u>错误</u>的是 （　　）

A. 手术时间长、难度大、并发症多,因此麻醉诱导力求平稳

B. 采用坐位时,容易引起空气栓塞

C. 严重颅内压可使血压升高、心律失常,甚至呼吸心搏骤停

D. 为避免损伤脑干,最好采用自主呼吸

E. 手术中出现心率和心律的变化,可能牵拉脑干引起

21. 脑血管手术围麻醉期处理<u>不当</u>的是 （　　）

A. 手术前避免过多地搬动患者

B. 插管时避免引起血压升高

C. 手术中避免呛咳和挣扎

    D. 脑动脉夹闭后常规采取控制性低血压

    E. 避免术后脑血管痉挛应采用扩张脑血管的药物

22. 颅内动脉瘤手术患者麻醉处理最重要的原则是 （　　）

    A. 麻醉诱导平稳,避免呛咳　　　　　B. 避免缺氧和二氧化碳蓄积

    C. 控制性降压　　　　　　　　　　　D. 避免脑缺氧

    E. 避免低血压

23. 有关垂体瘤手术的麻醉,错误的是 （　　）

    A. 垂体瘤分为有功能性和无功能性

    B. 无功能性垂体瘤的麻醉处理和一般颅脑手术类似

    C. 生长激素腺瘤的患者常常为困难气道

    D. 垂体瘤患者常合并糖代谢紊乱,麻醉中应监测血糖

    E. 若肿瘤侵犯海绵窦,则采取头低15°,以防止气栓

24. 有关高位脊髓损伤合并截瘫患者,错误的是 （　　）

    A. 运动感觉缺失区域手术,常不需要麻醉

    B. 可出现心动过缓、心肌收缩力降低

    C. 术中可出现严重高血压

    D. 胸式呼吸受到损伤的机会多于腹式呼吸

    E. 术前易合并呼吸道感染

25. 有关高位脊髓损伤合并截瘫患者,一般<u>不选用</u>的肌松药 （　　）

    A. 阿曲库铵　　　　　　　　　　　　B. 维库溴铵

    C. 顺式阿曲库铵　　　　　　　　　　D. 罗库溴铵

    E. 琥珀酰胆碱

26. 患者,男性,35岁,因"车祸致头部着地、昏迷半小时"入院,头颅CT示"颅脑外伤,颞顶部硬膜外、硬膜下血肿",拟全麻下行"开颅血肿清除术",下列全麻诱导期间用药,<u>不合适</u>的是 （　　）

    A. 咪达唑仑　　　　　　　　　　　　B. 芬太尼

    C. 琥珀胆碱　　　　　　　　　　　　D. 依托咪酯

    E. 丙泊酚

A3/A4 型题

27—32 题共用题干

    患者,25岁,车祸致脑外伤昏迷30分钟,清醒5小时后又转入昏迷,并伴右侧瞳孔散大,左侧肢体瘫痪入院,经多项检查诊断后3小时入手术室,入室时仍昏迷,呼吸10次/分,血压140/95 mmHg,心率60次/分,室性早搏4次/分。

27. 临床诊断首先考虑 （ ）

    A. 脑挫伤　　　　　　　　　　　B. 脑水肿

    C. 脑震荡　　　　　　　　　　　D. 脑室梗阻

    E. 急性硬脑膜外血肿

28. 入院时应优先处理或应用 （ ）

    A. 气管插管　　　　　　　　　　B. 使用呼吸兴奋剂

    C. 脑室引流降颅压　　　　　　　D. 快滴甘露醇降颅压

    E. 纳洛酮催醒

29. 该患者的麻醉方式宜选用 （ ）

    A. 气管插管全麻　　　　　　　　B. 表面麻醉后气管插管＋局麻

    C. 气管插管静脉麻醉　　　　　　D. 局麻＋强化

    E. 针刺麻醉

30. 如选用气管插管全麻应首选 （ ）

    A. 慢诱导插管　　　　　　　　　B. 七氟醚诱导插管

    C. 快诱导肌松下插管　　　　　　D. 快诱导肌松下喉罩插管

    E. 清醒插管

31. 在诱导中<u>不宜</u>用 （ ）

    A. 硫喷妥纳　　　　　　　　　　B. 依托咪酯

    C. 丙泊酚　　　　　　　　　　　D. 氯胺酮

    E. 咪达唑仑

32. 诱导中下列哪种肌松药<u>不宜</u>用 （ ）

    A. 琥珀胆碱　　　　　　　　　　B. 阿曲库铵

    C. 泮库溴铵　　　　　　　　　　D. 维库溴胺

    E. 罗库溴铵

33—37 题共用题干

患者,女性,53 岁,因"高处坠落致四肢活动障碍 1 小时"入院,既往有高血压病史 2 年,未服药。查体:血压 90/58 mmHg,心率 54 次/分,呼吸浅弱,神清,C_4 以下感觉运动消失,大小便失禁。

33. 该患者最有可能的入院诊断为 （ ）

    A. 脾破裂　　　　　　　　　　　B. 肋骨骨折

    C. 脑震荡　　　　　　　　　　　D. 颈髓损伤

    E. 急性硬脑膜外血肿

34. 入院后首要的处理为 （ ）

    A. 颈托固定颈椎　　　　　　　　B. 输血

    C. 气管插管　　　　　　　　　　D. 导尿

    E. 置入胃管

35. 患者出现呼吸浅弱的最主要原因是　　　　　　　　　　　（　　）

    A. 疼痛刺激　　　　　　　　　　B. 膈神经功能受影响

    C. 强迫体位　　　　　　　　　　D. 肋间肌麻痹

    E. 大脑的中枢抑制作用

36. 病人入院 3 天后手术,麻醉中**不宜**使用的药物为　　　　（　　）

    A. 丙泊酚　　　　　　　　　　　B. 依托咪酯

    C. 琥珀胆碱　　　　　　　　　　D. 七氟醚

    E. 芬太尼

37. 麻醉手术结束后,处理**错误**的是　　　　　　　　　　　（　　）

    A. 继续使用肾上腺皮质激素

    B. 继续补充容量,防止低血压

    C. 继续监测生命体征

    D. 继续颈托固定

    E. 为了防止肺炎,应尽早拔除气管导管

二、简答题

1. 请简述颅内高压的处理方法。

2. 请简述颅脑手术的麻醉注意事项。

3. 如何进行神经外科手术的麻醉前评估与准备?

参 考 答 案

一、选择题

    1. A　**2.** C　**3.** B　**4.** E　**5.** C　**6.** E　**7.** B　**8.** D　**9.** E

    10. A　**11.** D　**12.** C　**13.** D　**14.** A　**15.** B　**16.** D　**17.** B　**18.** B

    19. A　**20.** D　**21.** D　**22.** A　**23.** E　**24.** A　**25.** E　**26.** C　**27.** E

    28. D　**29.** A　**30.** C　**31.** D　**32.** A　**33.** D　**34.** A　**35.** B　**36.** C

    37. E

二、简答题

    1. 请简述颅内高压的处理方法。

    (1) 药物性降低颅内压:① 渗透性脱水剂:代表药为 20% 甘露醇,0.25~

0.5 g/kg于 15~45 分钟内静脉输注完毕;② 袢利尿剂:常用呋塞米 20 mg 静脉

注射,必要时重复使用;③ 肾上腺皮质激素:首选地塞米松,10~30 mg 静脉注射或滴注。

（2）生理性降低颅内压:① 过度通气:维持 $PaCO_2$ 在 25~30 mmHg; ② 低温疗法:用降温毯、头部冰帽、冰袋置于四肢大动脉处等方法,使体温维持在 32~35 ℃;③ 脑室外引流:多用于伤后 72 小时以上的严重急性颅脑外伤患者;④ 体位:采取头高足低位;⑤ 维持循环稳定。

2. 请简述颅脑手术的麻醉注意事项。

① 调控颅内压:是围麻醉期的主要任务;② 选择合适的呼吸方式:适当的过度通气;③ 控制性低血压:可减少手术出血,但注意脑灌注压;④ 特殊体位:保护好气管导管,坐位时防止气栓;⑤ 液体管理:总原则是保证脑和其他重要脏器的灌注,维持正常的血浆渗透压,防止脑水肿;⑥ 加强麻醉期间的监测;⑦ 脑功能的保护:注意是防止脑缺血。

3. 如何进行神经外科手术的麻醉前评估与准备?

① 详细了解 CT 或 MRI 检查结果,以明确有无脑水肿、脑积水、中线移位以及占位性病变的性质和定位;② 对患者的意识、肢体运动功能、对光反射以及眼底视网膜改变等情况作出全面的判断;③ 术前正确评估心、肺、肝、肾等重要脏器功能,以预测麻醉风险并作出相应的准备;④ 纠正水、电解质和酸碱平衡;⑤ 术前长期服用抗癫痫、利尿、降压、抗心律失常及抗凝药物者,不要轻易停药;⑥ 颅脑外伤的患者如有饱胃、酗酒和呼吸道梗阻时,应做相应的处置。

第六节　眼科手术的麻醉

选择题

A1/A2 型题

1. 青光眼手术的麻醉<u>不宜</u>使用的全麻药是　　　　　　　　　　　　（　　）

 A. 丙泊酚　　　　　　　　　　B. 依托咪酯

 C. 氯胺酮　　　　　　　　　　D. 芬太尼

 E. 七氟醚

2. 麻醉中引起眼内压升高的因素<u>不包括</u>　　　　　　　　　　　　　（　　）

 A. 非去极化肌松药　　　　　　B. 高血压

 C. 气管插管　　　　　　　　　D. 呕吐、咳嗽

 E. 二氧化碳潴留

3. 青光眼手术有别于其他手术麻醉的关键在于　　　　　　　　　　　（　　）

 A. 良好的肌松　　　　　　　　B. 良好的镇痛

 C. 良好的镇静　　　　　　　　D. 避免眼内压升高

 E. 保持呼吸道通畅

4. 下列处理眼心反射的措施哪项是<u>错误</u>的　　　　　　　　　　　（　　）

 A. 球后阻滞　　　　　　　　　B. 静注新斯的明

 C. 适当加深麻醉　　　　　　　D. 暂停手术刺激

 E. 静注阿托品

5. 有关眼底手术的麻醉选择<u>错误</u>的是　　　　　　　　　　　　　（　　）

 A. 局麻　　　　　　　　　　　B. 全麻

 C. 镇静＋局麻　　　　　　　　D. 全麻＋局麻

 E. 氧化亚氮吸入麻醉

6. 眼科手术全麻原则<u>不包括</u>　　　　　　　　　　　　　　　　　（　　）

 A. 氯胺酮镇痛完全,是理想的眼科手术镇痛药

 B. 保持眼球固定不动　　　　　C. 维持眼压稳定

 D. 防止眼心反射　　　　　　　E. 镇痛完全

参 考 答 案

选择题

 1. C　**2.** A　**3.** D　**4.** B　**5.** E　**6.** A

第七节　耳鼻喉科手术的麻醉

选择题

A1/A2 型题

1. 耳鼻喉科择期手术患者,如全身情况良好,在术前访视中应特别重视的情况是　　　　　　　　　　　　　　　　　　　　　　　　　（　　）
   A. 心血管系统
   B. 代谢内分泌系统
   C. 病变累及气道的情况
   D. 泌尿系统
   E. 中枢神经系统

2. 咽喉部手术时麻醉的关键是　　　　　　　　　　　　　　　　（　　）
   A. 保证气道的通畅和充分的通气
   B. 发生喉痉挛
   C. 出血
   D. 血压增高
   E. 迷走神经反射性心律失常

3. 咽喉部手术麻醉的主要困难在于　　　　　　　　　　　　　　（　　）
   A. 麻醉与手术共用同一气道,相互干扰
   B. 要求维持足够的肺泡气体交换和检查后迅速恢复气道保护性反射
   C. 要注意保护牙齿
   D. 消除张口反射、咳嗽、喉痉挛和心律失常
   E. 术中要求咬肌和咽喉肌群松弛

4. 直接喉镜检查或喉显微外科手术全麻时,一般选用 ID 5.0～6.5 mm 的较细气管导管,其优点在于　　　　　　　　　　　　　　　（　　）
   A. 减轻气管导管对黏膜的损伤
   B. 便于呼吸管理
   C. 减少对气道损伤
   D. 对手术视野干扰小
   E. 便于气管插管

5. 气道激光手术一旦发生气管导管着火,处理方法错误的是　　（　　）
   A. 冷生理盐水冲洗咽部
   B. 应用激素和抗生素
   C. 取头高位以减轻水肿
   D. 用硬质气管镜检查气道受伤情况和残片异物
   E. 即刻拔除气管插管,面罩加压给氧

6. 全喉切除术手术操作如直接压迫颈动脉窦可能引起　　　　　（　　）
   A. 血压升高,心动过速
   B. 血压升高,心动过缓
   C. 血压降低,心动过速
   D. 血压降低,心动过缓

E. 血压不变,心动过缓

7. 颈部大静脉破裂时可能发生气栓,一旦发生,局部立即用湿纱布加压,以防止空气继续进入和止血,同时最好将病人置于   (　　)

    A. 右侧卧位　　　　　　　　　　B. 左侧卧位

    C. 头高右侧卧位　　　　　　　　D. 头高左侧侧卧位

    E. 头低位

8. 中耳手术全麻时,可引起耳内压升高的是   (　　)

    A. 丙泊酚　　　　　　　　　　　B. 氧化亚氮

    C. 维库溴铵　　　　　　　　　　D. 依托咪酯

    E. 芬太尼

9. 儿童扁桃体摘除术,行气管内插管的优点除外   (　　)

    A. 减少创面出血　　　　　　　　B. 减少吸入血液的危险

    C. 减轻患儿的痛苦　　　　　　　D. 可用肌松药

    E. 有利于气道通畅

10. 气道激光手术最大的危险是   (　　)

    A. 气胸　　　　　　　　　　　　B. 着火

    C. 眼部损伤　　　　　　　　　　D. 非靶组织损伤

    E. 激光误击穿气管导管套囊

11. 儿童扁桃体手术后,拔管后错误的是   (　　)

    A. 保持呼吸道通畅

    B. 充分清除咽喉部血液和分泌物

    C. 采取侧卧头低位

    D. 为了防止喉痉挛,不应等到反射活跃时即拔管

    E. 拔管后按饱胃处理

A3/A4 型题

    12—16 题共用题干

    患者,男性,72 岁,因"声嘶 3 个月"入院,诊断为"喉癌",拟在全麻下行"全喉切除术"。既往有高血压史多年,服用"缬沙坦"、"尼卡地平",血压控制可;自诉曾有心悸胸闷;吸烟史四十多年;查体发现有喘鸣。

12. 术前准备错误的是   (　　)

    A. CT 检查,了解气道狭窄情况　　B. 术前停用降压药

    C. 肺功能检查　　　　　　　　　D. 冠状动脉造影

    E. 血气分析

13. 该患者术前 CT 检查发现喉部气道中度狭窄,全麻时人工气道建立最合适

的是 （　　）
 A. 经鼻气管插管   B. 经口气管插管
 C. 逆行气管插管   D. 气管切开造口
 E. 纤支镜引导下气管插管

14. 手术操作中,患者突然出现血压下降、心动过缓,最可能的原因是 （　　）
 A. 压迫颈动脉窦   B. 出血多,容量不足
 C. 气胸   D. 心力衰竭
 E. 二氧化碳潴留

15. 手术中,颈静脉破裂,可能发生了大量气栓,处理错误的是 （　　）
 A. 暂停手术   B. 湿纱布压迫
 C. 心导管至右心房抽吸   D. 必要时心肺复苏
 E. 采取头高位

16. 对患者的术后处理,错误的是 （　　）
 A. 术后送 ICU 监测
 B. 自主呼吸恢复后即去除人工气道
 C. 根据血压,调整使用降压药
 D. 加强 ECG 的监测
 E. 雾化吸入治疗

参 考 答 案

选择题
 1. C **2.** A **3.** A **4.** D **5.** E **6.** D **7.** D **8.** B **9.** A
 10. B **11.** D **12.** B **13.** D **14.** A **15.** E **16.** B

第八节　骨科手术的麻醉

一、选择题

A1/A2 型题

1. 四肢骨折现场急救,减轻疼痛的最有效措施是 （　　）
 A. 口服止痛药   B. 全身麻醉
 C. 神经阻滞   D. 良好制动固定

E. 吸氧

2. 严重的骨盆骨折,最危险的并发症是 （　　）

    A. 盆腔出血　　　　　　　　　　B. 输尿管损伤

    C. 膀胱破裂　　　　　　　　　　D. 前尿道断裂

    E. 骶丛神经损伤

3. 腰椎间盘突出症患者伴外踝及足背外侧感觉减退、踝反射消失,最可能突

    出的部位在于 （　　）

    A. 腰$_1$—腰$_2$　B. 腰$_2$—腰$_3$　C. 腰$_3$—腰$_4$　D. 腰$_4$—腰$_5$　E. 腰$_5$—骶$_1$

4. 行指或趾神经阻滞时,局麻药液中<u>不应</u>加肾上腺素是因为 （　　）

    A. 可引起指或趾缺血坏死

    B. 局麻药用量少不需要另加肾上腺素

    C. 可使药物吸收增加

    D. 可增加药物毒性

    E. 会引起心率增快,血压升高

5. 外伤后引起小指和环指腹侧部分麻木,可能是哪条神经损伤 （　　）

    A. 尺神经　　　　　　　　　　　B. 正中神经

    C. 桡神经　　　　　　　　　　　D. 肌皮神经

    E. 臂内侧皮神经

6. 下列疾病中能引起放射性坐骨神经痛的为 （　　）

    A. 急性腰扭伤　　　　　　　　　B. 慢性腰肌劳损

    C. 第三腰椎横突出症　　　　　　D. 腰肌筋膜炎

    E. 腰椎间盘突出症

7. 松开下肢止血带后,有时可出现血流动力学改变,临床表现为 （　　）

    A. 出汗、血压降低、周围血管阻力降低

    B. 出汗、血压升高,周围血管阻力降低

    C. 恶心、血压降低、周围血管阻力升高

    D. 恶心、血压升高、周围血管阻力升高

    E. 出汗、恶心、呼吸性酸中毒

8. 有关全髋关节置换术的麻醉,下列叙述<u>错误</u>的是 （　　）

    A. 手术特点为创伤大、失血多

    B. 老年患者多见,病因常为髋关节骨性关节炎、类风湿性髋关节强直和股

       骨头的无菌性坏死

    C. 麻醉方法禁用椎管内麻醉

    D. 术中应用骨黏合剂有可能发生心血管不良反应

    E. 长期服用激素造成股骨头无菌性坏死者,围术期需进行合理的替代

疗法

9. 创伤导致挤压综合征患者的特征**不包括**　　　　　　　　　　（　　）

A. 肢体缺血　　　　　　　　　　　　B. 皮肤肿胀、变硬

C. 低钾血症　　　　　　　　　　　　D. 肾功能不全

E. 肌红蛋白尿

10. 挤压综合征患者伴有高血钾,哪项处理风险较大　　　　　　　（　　）

A. 使用非去极化药　　　　　　　　　B. 使用呋塞米

C. 输库血　　　　　　　　　　　　　D. 输高张葡萄糖加胰岛素

E. 加用 10% 葡萄糖酸钙

11. 骨科手术可因下肢深静脉血栓脱落引起肺栓塞,其临床表现**不包括**

（　　）

A. 胸痛、咳嗽、咯血　　　　　　　　B. 血压突降、心率减慢或增快

C. 呼吸窘迫、低氧血症　　　　　　　D. 早期呼气末二氧化碳分压升高

E. CVP 上升

12. 下列**不会**引起空气栓塞的手术是　　　　　　　　　　　　　（　　）

A. 颈椎手术　　　　　　　　　　　　B. 坐位肩部手术

C. 侧卧位全髋关节置换术　　　　　　D. 后颅凹半坐位手术

E. 右侧足踝骨骨折内固定手术

13. 关于四肢显微外科手术的麻醉特点,下列选项**不正确**的是　　（　　）

A. 要求麻醉平稳,镇痛完善　　　　　B. 注意对全身的检查和处理

C. 常用抗凝药　　　　　　　　　　　D. 大多数可在阻滞麻醉下手术

E. 局部使用血管收缩药以利止血

14. 关于长骨干骨折手术患者脂肪栓塞的描述,错误的是　　　　　（　　）

A. 胸片显示肺浸润　　　　　　　　　B. 大量输液纠正低血压

C. 可累及肺脑　　　　　　　　　　　D. 肺间质水肿、低氧血症

E. 治疗的关键是防治低氧血症和维持循环功能

15. 有关脊柱侧弯畸形矫正术的麻醉特点,描述错误的是　　　　　（　　）

A. 脊柱侧弯畸形可发生于任何年龄,但多见于小儿

B. 全身麻醉为首选麻醉方法

C. 为防止术中脊髓损伤,需做术中唤醒试验

D. 术中应常规全程控制性降压,降低术中出血

E. 有损伤胸膜造成气胸的危险

16. 餐后双下肢骨折患者,胃排空时间与正常时对比有何变化　　　（　　）

A. 加快　　　　　　　　　　　　　　B. 延迟

C. 与食物脂肪含量有关　　　　　　　D. 不变

E. 与食物蛋白质含量有关

17. 有关骨黏合剂的应用,叙述错误的是 （ ）

A. 单体具有挥发性,接触皮肤有刺激性和毒性

B. 应用后短时间内可影响患者的血型鉴定

C. 混合过程中产热

D. 填入髓腔后,髓腔内压力急剧升高

E. 为防止血压降低,可预防性应用升压药

18. 患者,女性,66 岁,既往体健,股骨颈骨折后卧床 7 天。拟在连续硬膜外麻醉下行全髋置换术,下列术前检查必要的是 （ ）

A. 脑电图   B. 双下肢二维超声检查

C. 冠脉造影   D. 脑血流图

E. 肺功能

19. 患者,男性,36 岁,因从高处坠地致四肢麻木,不能行走 5 天入院。诊断为第 5 颈椎骨折并脱位,拟急诊行椎管探查骨折复位固定术,下列有关该患者麻醉处理中不恰当的是 （ ）

A. 麻醉方法首选气管内插管全麻

B. 插管时头适当后仰有助暴露声门

C. 避免过度通气

D. 加强呼吸道管理

E. 有创压力监测,有助于循环管理

20. 患者,男性,66 岁,因车祸后 1 小时紧急入院。下肢 X 线检查提示左股骨干粉碎性骨折。患者在转运至手术室突然出现呼吸困难,昏迷不醒,皮肤黏膜出血,紧急行床边 X 线检查提示肺部呈不均匀的密度增加。此时患者最可能出现的是 （ ）

A. 失血性休克   B. 脂肪栓塞

C. 神经源性休克   D. 挤压综合征

E. ARDS

21. 有关脊柱侧弯畸形矫正术的麻醉,下列描述中不正确的是 （ ）

A. 全身麻醉是首选的麻醉方法

B. 为防术中脊髓损伤,在放置好支架后,需做唤醒试验

C. 手术损伤胸膜造成气胸的危险

D. 下肢静脉较粗,以便快速输血

E. 术前应检查心功能

A3/A4 型题

22—25 题共用题干

患者,男性,65 岁,颈部遭木棒击伤,伤后 2 天小便过程中,突然跌倒。医院检查:神志清,问答正确,伸舌居中,颈软,C_4、C_5 棘突压痛(＋),四肢不能活动,呈软瘫,生理反射消失,病理反射(－)。诊断为颈椎骨折,脊髓损伤,高位截瘫。CT 示 C_5 椎体右侧上关节突及右横突骨折,椎体向左移位。拟行颈椎前入路骨折复位内固定＋植骨术。

22. 本患者麻醉前评估内容**不包括**　　　　　　　　　　　　　（　　）

　　A. 脊髓损伤情况　　　　　　　　　B. 截瘫平面

　　C. 颈椎骨折的位置　　　　　　　　D. 气管插管困难程度

　　E. 术前检查颈部活动度

23. 颈椎前入路麻醉方法**不能选择**　　　　　　　　　　　　　（　　）

　　A. 局部浸润麻醉　　　　　　　　　B. 颈丛麻醉

　　C. 高位硬膜外麻醉　　　　　　　　D. 气管插管全身麻醉

　　E. 喉罩置入全身麻醉

24. 颈椎前入路气道管理,**错误的是**　　　　　　　　　　　　　（　　）

　　A. 气管插管时最低程度移动寰椎关节

　　B. 对严重颈椎损伤的患者使用直接喉镜插管时,需保持颈椎的稳定

　　C. 必要时可用纤支镜插管

　　D. 选用作用时间短的肌松药琥珀胆碱

　　E. 必要时清醒插管

25. 颈椎前入路手术麻醉管理,**错误的是**　　　　　　　　　　　（　　）

　　A. 应用保护脊髓的措施,如脱水、激素等

　　B. 减少围术期的出血和输血

　　C. 术中应用神经监测,如 SSEP、MEP 等

　　D. 麻醉维持可以用静脉或吸入麻醉药

　　E. 术后尽早拔管

26—29 题共用题干

患者,女性,67 岁,因车祸致右股骨颈骨折入院。既往因腰椎结核行手术治疗,但具体治疗病史不详。两年前曾因肺心病住院治疗。有高血压病病史,目前自服降压药能将血压控制在正常范围。心脏彩超示主动脉瓣反流,拟行右全髋置换术。

26. 全髋置换术患者的病情特点,**不包括**　　　　　　　　　　（　　）

　　A. 多为老年人,且常合并周身疾病

    B. 手术创伤大,失血量多

    C. 长期服用其他药物,麻醉中有可能发生药物相互作用

    D. 合并类风湿性关节炎或强直性脊柱炎者,可增加气管内插管的困难

    E. 创伤应激,患者血液系统不易凝固

27. 该患者在静吸复合全麻下行右侧全髋置换术,全髋置换完毕,关闭挥发罐,行肌肉缝合,患者突然出现血压下降 50/20 mmHg,可能的原因<u>不包括</u>　　　　　　　　　　　　　　　( )

    A. 骨黏合剂引起的直接血管扩张和心肌抑制

    B. 空气栓塞

    C. 脂肪栓塞

    D. 术前深静脉栓塞移动导致肺栓塞

    E. 全麻过深

28. 预防和处理上述突发事件,<u>不包括</u>　　　　　　　　　　( )

    A. 术前应明确是否存在深静脉栓塞

    B. 立即开展抗凝治疗

    C. 连续监测呼气末二氧化碳浓度

    D. 静注适量升压药,并酌情扩容

    E. 心动过缓时用阿托品

29. 减少全髋置换术并发深静脉血栓的方法,<u>不包括</u>　　　( )

    A. 硬膜外麻醉硬膜外隙给药时加用碳酸氢钠

    B. 手术前后间歇气泵压迫下肢　　　　　C. 缩短手术时间

    D. 术前给予抗凝药物　　　　　　　　　E. 术后尽早抗凝

    30—32 题共用题干

    患者,男性,26 岁,因外伤致右肱骨中段、右手 3 指离断入院。入院血压 92/62 mmHg,心率 121 次/分,四肢湿冷,烦躁。餐后 30 分钟受伤,拟行急诊清创、骨折内固定和断肢再植手术。

30. 下列叙述<u>不正确</u>的是　　　　　　　　　　　　　　　( )

    A. 多发性骨折多伴随大量失血,应重视循环容量评估,术前尽量补充纠正

    B. 患者处于饱胃状态,必须待禁食水＞8 小时,方可实施麻醉和手术

    C. 麻醉前评估患者有无其他创伤,例如肋骨骨折、血气胸、脊髓或脑损伤等

    D. 诊断明确后,可给予镇痛药,以缓解疼痛

    E. 静脉给予抑制胃酸分泌和抗恶性呕吐药,必要时置入粗大胃管减压引流

31. 患者既往身体健康,无手术、麻醉和用药史,无其他部位创伤。该患者优
先选用的麻醉方法是 （　　）
　　A. 基础麻醉
　　B. 超声引导下的右侧锁骨上臂丛神经阻滞
　　C. 超声引导下的右侧腋路臂丛阻滞
　　D. 局麻
　　E. 不插管的氯胺酮静脉麻醉

32. 该患者麻醉手术期间的管理,下列叙述错误的是 （　　）
　　A. 手术时间长,应注意手术体位所致的损伤
　　B. 血管吻合后为保证有效灌注和防止血栓形成,应使血压适度升高
　　C. 术中可使用低分子右旋糖酐
　　D. 血管吻合术中可局部使用肝素抗凝
　　E. 血管吻合后保持适当控制性降压 24 小时,以减少吻合口渗漏

二、简答题

1. 断指再植手术对麻醉有何要求?
2. 简述挤压综合征的麻醉处理要点是什么?
3. 骨科手术中常见威胁生命的并发症有哪些?
4. 髋关节置换手术选择硬膜外麻醉的优点有哪些?
5. 脊柱手术的监测主要有哪些方面?

参 考 答 案

一、选择题

1. D　2. A　3. E　4. A　5. A　6. E　7. A　8. C　9. C
10. C　11. D　12. E　13. E　14. B　15. D　16. B　17. B　18. B
19. B　20. B　21. D　22. E　23. C　24. D　25. E　26. E　27. E
28. B　29. A　30. B　31. B　32. E

二、简答题

1. 断指再植手术对麻醉有何要求?

麻醉平稳,镇痛完善,术野干净;适当血液稀释,改善微循环;失血患者补充血容量,避免术中发生低血压;预防和解除血管痉挛,保证再植肢体的良好血流灌注。

2. 简述挤压综合征的麻醉处理要点是什么?

① 麻醉选择及术中处理均应以不影响肾功能为前提。② 如果不存在休克,下肢截肢可选用硬膜外阻滞;如为多发损伤或伴低血容量休克,须采用气管内插管全身麻醉。③ 可用依托咪酯或丙泊酚诱导,静脉或吸入维持。伴高血钾者避免用琥珀胆碱。④ 合理掌握输液量,维持出入相等,尽量不予输血,必要时应输新鲜血。⑤ 有高钾血症患者,可输高张葡萄糖液加胰岛素(按3~4 g 葡萄糖加 1 U 计算);10%葡萄糖酸钙 40~80 ml 静脉滴注。⑥ 对有代谢性酸中毒者,用 5%碳酸氢钠液纠酸,同时碱化尿液,防止肌红蛋白沉积堵塞肾小管。要维持一定的尿量,必要时给利尿药以保护肾脏功能。

3. 骨科手术中常见威胁生命的并发症有哪些?

骨科手术中常见的危及生命的并发症有:① 脊柱、骨盆等大型骨科手术的出血量较大,渗血较多。② 骨科患者长期卧床,容易并发深静脉栓塞,术中有血栓脱落并发肺栓塞的危险。③ 股骨和胫骨等长骨骨折的患者会发生不同程度的脂肪栓塞,可累及肺和脑,危及生命。④ 填充骨黏合剂和嵌入股骨假体后可出现显著的低血压,甚至心搏骤停。⑤ 脊柱手术中发生静脉气体栓塞。⑥ 高位截瘫和挤压综合征引起的严重高钾血症可致心搏骤停。⑦ 止血带松解后可出现严重循环抑制。

4. 髋关节置换手术选择硬膜外麻醉的优点有哪些?

术中、术后镇痛好,失血量少,且减少术后深静脉血栓形成的发生率,避免痉挛,有利于血液循环,促进伤口愈合同时也避免了全麻后低氧血症及肺部并发症的高发生率。

5. 脊柱手术的监测主要有哪些方面?

① 血流动力学监测:创动脉压、中心静脉压,有时还需用漂浮肺动脉导管或经食管超声心动图进行监测。② 呼吸功能监测:血气分析、呼气末二氧化碳等。③ 脊髓功能监测:脊髓体感诱发电位(SSEP)和运动诱发电位(MEP)监测来替代传统的唤醒试验。缺少诱发电位监测时可做唤醒试验。④ 尿量监测。⑤ 体温监测。⑥ 血红蛋白监测指导输血。⑦ 凝血功能监测指导术中抗凝。

第九节　泌尿外科手术的麻醉

一、选择题

A1/A2 型题

1. 椎管内麻醉后经尿道前列腺电切术,患者术中出现嗜睡、反应差,最可能的原因是　　　　　　　　　　　　　　　　　　　（　　）

   A. 麻醉药过量　　　　　　　　B. 低钠血症

   C. 迷走神经张力过高　　　　　D. 有效循环血量减少

   E. 低氧血症

2. 嗜铬细胞瘤切除术患者瘤体切除后出现持续的严重低血压,此时应该　　　　　　　　　　　　　　　　　　　　　　　　（　　）

   A. 补充晶体　　　　　　　　　B. 补充全血

   C. 使用血管活性药　　　　　　D. 扩容同时使用血管活性药

   E. 补充血浆

3. 嗜咯细胞瘤的临床特征,不包括　　　　　　　　　　　（　　）

   A. 高血糖　　　　　　　　　　B. 高代谢

   C. 高血压　　　　　　　　　　D. 向心性肥胖

   E. 心肌肥厚

4. 预防 TURP 综合征的措施,不包括　　　　　　　　　　（　　）

   A. 采用低压灌洗

   B. 手术时间尽量控制

   C. 术中尽量避免损伤静脉窦和前列腺包膜

   D. 术中严密观察,及时处理

   E. 术中常规使用呋塞米

5. 患者,女性,58 岁,腰硬联合麻醉下行经皮肾镜碎石术,历时 5 小时,手术结束前患者血压下降,注射麻黄碱血压恢复术前水平,但心率偏快。术毕送病人至手术室门口时发现患者呼吸、心跳停止,立即行气管插管抢救,胸外按压,经抢救终告不治。在此过程中,可能的失误有　　（　　）

   A. 对出血量估计不足,经皮肾镜手术视野太小,不能全面观察出血量

   B. 手术结束送患者前没有进一步评估病情

   C. 发现患者呼吸停止时没有进一步判断心跳是否存在

   D. 发现呼吸停止没必要找喉镜和气管导管,直接面罩通气即可,延误抢救时机

E. 以上所有均为失误

6. 患者,男性,24 岁,诊断右肾上腺囊肿。查体心肺功能良好,择期在椎管内麻醉下行腹腔镜囊肿切除。术中探查囊肿时出现呼吸困难,氧饱和度急剧下降应考虑 （　　）

    A. 神经损伤　　　　　　　　　　B. 胸膜损伤引起的气胸

    C. 麻醉平面过高　　　　　　　　D. 血压下降

    E. 左心功能不全

A3/A4 型题

7—8 题共用题干

患者,男性,30 岁,诊断为嗜铬细胞瘤,拟在全麻下行右肾上腺切除术。术中游离肿瘤时,突然出现血压上升。

7. 其可能原因 （　　）

    A. 麻醉过浅　　　　　　　　　　B. 输液过快

    C. 瘤体向血中释放儿茶酚胺　　　D. CO_2 蓄积

    E. 缺氧

8. 嗜铬细胞瘤切除后出现低血糖的原因 （　　）

    A. 补充葡萄糖量不足　　　　　　B. 胰岛素分泌增加

    C. 糖原分解增加　　　　　　　　D. 脂肪分解增加

    E. 基础代谢率增加

9—10 题共用题干

患者,男性,72 岁,在硬膜外麻醉下实施经尿道前列腺电切手术。手术进行到 70 分钟时,血压由 110/65 mmHg 降到 85/42 mmHg,心率从 85 次/分降到 50 次/分,此时冲洗液 5％甘露醇用量达 30 000 ml;立即给予阿托品 0.3 mg、麻黄碱 6 mg 静脉注射;血压、心率恢复正常,手术继续进行。

9. 为进一步明确诊断患者血压、心率下降的可能原因,应做检查不包括

（　　）

    A. 监测血细胞比容　　　　　　　B. 复查麻醉平面

    C. 监测心电图,并作 S-T 段分析　D. 测定血浆渗透浓度

    E. 测定血电解质

10. 手术结束,患者出现谵妄、躁动、意识模糊。此时冲洗液 5％甘露醇总用量达 45 000 ml;急查血电解质:血钾 2.98 mmol/L、血钠 118 mmol/L、血氯 98 mmol/L。在以下紧急处理措施中,不恰当的是 （　　）

    A. 补充高渗 NaCl　　　　　　　B. 输血

C. 使用呋塞米　　　　　　　　　　　　D. 使用地塞米松

E. 尽快停止手术

二、简答题

1. 试述肾肿瘤切除术患者的病情特点和麻醉管理要点。

2. 试述前列腺手术中出现 TURP 综合征的原因及临床表现。

参 考 答 案

一、选择题

1. B　**2.** D　**3.** D　**4.** E　**5.** E　**6.** B　**7.** C　**8.** B　**9.** B　**10.** B

二、简答题

1. 试述肾肿瘤切除术患者的病情特点和麻醉管理要点。

肾肿瘤患者多为肾细胞癌,男性多于女性;右肾癌可侵犯下腔静脉和右心房,下腔静脉阻塞可致循环衰竭,深静脉穿刺最好在左侧;癌栓脱落可引起肺栓塞,可备体外循环救治;可出现副癌综合征,如高钙血症、嗜酸性粒细胞增多症、泌乳素、红细胞生成素、糖皮质激素增多,应予以对症处理;部分患者可出现肾功能不全,麻醉药品选择不依赖肾功能药物;腹腔镜手术注意预防和处理气胸。

2. 试述前列腺手术中出现 TURP 综合征的原因及临床表现。

TURP 术中因大量灌洗液经手术创面及切断的前列腺静脉或静脉窦进入血液循环,可导致血容量急剧增加的水中毒、稀释性低钠血症、甘氨酸中毒、循环过负荷、急性肺水肿、中枢神经系统紊乱的表现,临床表现可出现体温低、烦躁、谵妄、昏迷、高血压、心动过缓或伴有其他心律失常、呼吸困难等症状及体征。

第十节　普外科手术的麻醉

一、选择题

A1/A2 型题

1. 饱食、腹胀患者急腹症行剖腹探查术,宜采用的麻醉方式是　　　　　　（　　）

A. 局麻　　　　　　　　　　　　B. 硬膜外麻醉

    C. 保留自主呼吸静脉全麻   D. 蛛网膜下隙麻醉

    E. 快速顺序诱导气管内插管全麻

2. 使胃排空时间延长的因素**不包括**   (   )

    A. 颅脑外伤   B. 甲状腺功能亢进

    C. 双下肢外伤骨折   D. 肾功能不全

    E. 甲状腺功能减退

3. 使胃排空延长的因素**不包括**   (   )

    A. 妊娠后期   B. 肝硬化腹水

    C. 阿片类药物   D. 高血压

    E. 糖尿病

4. 饱胃患者快速顺序诱导气管内插管(RSI)全麻的步骤中**不包括**   (   )

    A. 麻醉开始前使用恩丹司琼防止恶心、呕吐

    B. 麻醉诱导前充分去氮给氧

    C. 患者意识消失后压迫环状软骨以防反流误吸

    D. 使用快速起效的肌松药

    E. 气管插管前尽可能在监测下不辅助呼吸

5. 肝叶切除术中常需阻断肝门,常温下阻断安全时间不超过   (   )

    A. 15 分钟   B. 20 分钟   C. 30 分钟   D. 40 分钟   E. 50 分钟

6. 肝脏包囊虫病手术时,包囊破裂要注意发生的危急并发症是   (   )

    A. 腹腔感染   B. 失血性休克

    C. 过敏性休克   D. 心源性休克

    E. 迷走反应

7. 女童,7 岁,肝脏包囊虫病。手术时为了杀灭寄生虫棘球蚴,包囊内注入
    3% 的过氧化氢 20 ml,2 分钟内患儿血压下降,心率减慢,SpO_2 下降,随即
    心跳停止,最应该考虑的原因是   (   )

    A. 严重过敏   B. 误注氯化钾

    C. 反射性心跳停止   D. 肺动脉气体栓塞

    E. 肺泡未能有效通气

8. 有关纵隔肿瘤患者的麻醉诱导,风险最大是   (   )

    A. 前上纵隔   B. 前下纵隔

    C. 后上纵隔   D. 后下纵隔

    E. 所有纵隔肿瘤患者

9. 有关胸内巨大甲状腺肿伴明显呼吸道压迫患者的麻醉诱导,注意事项中
    不正确的是   (   )

    A. 术前访视要注意患者平时的体位

B. 依托咪酯与丙泊酚麻醉诱导均可

C. 阿片类药物有助于防止气管插管反应

D. 诱导时最好采用 Sellick 手法

E. 应该使用有创动脉测压

10. 巨大甲状腺肿或瘤体过大,压迫气管,导致不同程度的上呼吸道梗阻,宜采用的麻醉方式是　　　　　　　　　　　　　　　　　　（　　）

　　A. 局麻　　　　　　　　　　　　B. 硬膜外麻醉

　　C. 保留自主呼吸静脉全麻　　　　D. 颈丛神经阻滞

　　E. 气管内插管全麻

11. 下列关于胃肠手术的麻醉前准备的描述,错误的是　　　　　　　（　　）

　　A. 长期呕吐伴手足抽搐,术前、术中应当补钙和镁

　　B. 术前应尽力纠正营养不良、贫血等

　　C. 上消化道疾病易出现高氯血症和代谢性酸中毒

　　D. 下消化道疾病易并发低钾血症和代谢性酸中毒等

　　E. 幽门梗阻患者术前应常规洗胃

12. 普外科手术有时需要输入大量库血,此时,机体出现的生理病理变化是

　　　　　　　　　　　　　　　　　　　　　　　　　　　　　　（　　）

　　A. 低钙血症、高钾血症、酸中毒、凝血功能障碍

　　B. 高钙血症、高钾血症、酸中毒、凝血功能障碍

　　C. 低钙血症、低钾血症、酸中毒、凝血功能障碍

　　D. 低钙血症、高钾血症、碱中毒、凝血功能障碍

　　E. 高钙血症、高钾血症、碱中毒、凝血功能障碍

13. 肝硬化门脉高压症患者麻醉管理中,特别要注意的是　　　　　　（　　）

　　A. 呼吸道管理　　　　　　　　　B. 足够的血容量

　　C. 控制性降压　　　　　　　　　D. 纠正酸碱平衡紊乱

　　E. 避免肝缺氧、缺血

14. 术前有肝脏损伤、疑有肝炎患者禁用的麻醉药是　　　　　　　　（　　）

　　A. 恩氟烷　　　　　　　　　　　B. 氧化亚氮

　　C. 七氟烷　　　　　　　　　　　D. 地氟烷

　　E. 氟烷

15. 阻塞性黄疸凝血功能障碍的患者术前应静脉补充　　　　　　　　（　　）

　　A. 红细胞　　　　　　　　　　　B. 血小板

　　C. 维生素 E　　　　　　　　　　D. 维生素 B_{12}

　　E. 维生素 K

16. 全身情况较差、有肝性脑病征兆的肝硬化手术患者,术后镇痛应该优先使用
（　　）

    A. 阿片类药物　　　　　　　　　B. 尽可能局部使用局麻药镇痛

    C. 地佐辛　　　　　　　　　　　D. 使用高选择性 COX_2 抑制剂

    E. 不用镇痛药

17. 大量腹水患者行开腹手术,打开腹腔时最可能发生
（　　）

    A. 心力衰竭　　　　　　　　　　B. 肺水肿

    C. 肾衰衰竭　　　　　　　　　　D. 呼吸衰竭

    E. 低血容量性休克

18. 腹部手术中牵拉反射引起的机体反应<u>不包括</u>
（　　）

    A. 疼痛不适　　　　　　　　　　B. 恶心、呕吐

    C. 血压下降　　　　　　　　　　D. 心率减慢

    E. 肠系膜水肿

19. 导致腹部巨大肿瘤患者功能残气量进一步减少的因素<u>不包括</u>
（　　）

    A. 平卧位　　　　　　　　　　　B. 手术探查推挤

    C. 膈下放置手术拉钩　　　　　　D. 术中将肠管放置在腹腔外

    E. 在腹腔内填塞纱布敷料

20. 下列哪种患者最易发生心动过缓
（　　）

    A. 胆囊炎　　　　　　　　　　　B. 胆囊结石

    C. 胆囊癌　　　　　　　　　　　D. 重度阻塞性黄疸

    E. 胆囊息肉

21. 下列选项中不属于 CO_2 气腹的并发症的是
（　　）

    A. 高碳酸血症　　　　　　　　　B. 潮气量减少

    C. 肺顺应性下降　　　　　　　　D. 高铁血红蛋白增加

    E. 胃内容物反流

22. 有关肝脏供血、供氧,<u>不正确</u>的叙述是
（　　）

    A. 肝静脉供血约占肝脏血供的 70%

    B. 肝动脉供血占 30%

    C. 肝动脉供氧占 50%

    D. 门静脉供氧占 50%

    E. 肝血流量约占心排出量的 30%

23. 预防胃内容物反流和误吸的措施,<u>不常用</u>的是
（　　）

    A. 术前成人固体食物禁食 6 小时;清水禁饮 4 小时

    B. 急症饱胃病人放置胃管吸引　　C. 术前洗胃

    D. 术前晚口服抗 H_2 受体药　　　E. 术前口服甲氧氯普胺

24. 甲状腺术后手足抽搐,应考虑 （ ）

    A. 补糖   B. 镇静

    C. 给肌松剂后气管插管   D. 静脉注射钙剂

    E. 吸氧

25. 有关肝叶切除术患者的麻醉管理,错误的是 （ ）

    A. 术中要注意出血问题,必须保证下肢静脉通路通畅

    B. 要注意右侧胸膜损伤

    C. 搬动肝脏时要注意血压波动

    D. 低中心静脉压技术有助减少术中出血

    E. 肝静脉入下腔静脉处撕裂可发生气栓

26. 肝功能受损,下列选项中不属于行择期手术禁忌证的是 （ ）

    A. 凝血机制障碍   B. 低蛋白血症

    C. 大量腹水   D. 早期肝硬化

    E. 肝昏迷前期

27. 患者,男性,52 岁,因结肠癌术前常规肠道准备病人麻醉,不正确的处理是

                                                             （ ）

    A. 可选择硬膜外麻醉

    B. 选择全麻使用肌松药时,应注意与链霉素等的协同作用

    C. 注意血容量及血钾的变化

    D. 输液必须适当限制,只要补充手术当天生理需要量

    E. 术后可考虑肠道外高营养治疗

A3/A4 型题

28—30 题共用题干

    患者,男性,30 岁。实质性脏器破裂,急诊剖腹探查。入室时贫血面容,心率 120 次/分,律齐,两肺呼吸音清,血压 80/60 mmHg。病人曾患乙肝、肝硬化腹水。

28. 应选择的麻醉方法是 （ ）

    A. 局麻加强化   B. 硬膜外麻醉

    C. 气管插管全身麻醉   D. 腰麻

    E. 硬膜外复合全身麻醉

29. 术中低血压治疗首选 （ ）

    A. 强心药   B. 缩血管药

    C. 改用局麻加强化   D. 扩充血容量

    E. 利尿

30. 术前准备中,<u>不必要</u>的是　　　　　　　　　　　　　（　　）

　　A. 输液输血　　　　　　　　　　B. 护肝治疗

　　C. 纠正酸碱平衡　　　　　　　　D. 改善凝血功能

　　E. 加强监测

31—32 题共用题干

　　患者,男性,35 岁。因慢性胆囊炎、胆囊结石行腹腔镜胆囊切除术。术中以 1.5% 的异氟烷维持麻醉,小剂量芬太尼辅助。手术进行到 1 小时后患者的血压升高、心率增快,将异氟烷的浓度升至 2%,效果不良,考虑患者可能出现了二氧化碳蓄积。

31. 本病例确定二氧化碳蓄积的最简便有效的方法为　　　　　　（　　）

　　A. 观察钠石灰的颜色　　　　　　B. 患者的临床表现

　　C. 测定呼气末二氧化碳分压　　　D. 动脉血气分析

　　E. 测定分钟通气量

32. <u>正确</u>的处理方法是　　　　　　　　　　　　　　　　（　　）

　　A. 给予 β-受体阻滞剂以降低心率　　B. 给予血管扩张剂以降低血压

　　C. 加深麻醉以降低血压和心率　　　D. 增加分钟通气量

　　E. 不需要处理,等待手术后自然恢复

33—34 题共用题干

　　患者,女性,45 岁,诊断为"甲状腺功能亢进症",在全麻下行"甲状腺大部切除术"。手术当晚患者体温升至 38.5℃,且有继续上升的趋势,心率增快至 125 次/分,大汗。

33. 应首先怀疑该患者发生了　　　　　　　　　　　　　　　（　　）

　　A. 急性肾上腺皮质功能减退危象　　B. 甲状腺功能亢进危象

　　C. 菌血症　　　　　　　　　　　D. 高渗性非酮症高血糖昏迷

　　E. 过敏反应

34. 处理措施<u>不包括</u>　　　　　　　　　　　　　　　　　（　　）

　　A. 口服复方碘溶液、应用抗甲状腺药物

　　B. 先测定 T_3、T_4,确定诊断后再行相应处理

　　C. 应用 β 受体阻滞药

　　D. 糖皮质激素应用

　　E. 物理降温,人工冬眠

35—37 题共用题干

患者,女性,43 岁,诊断为乳腺癌,选择高位硬膜外阻滞麻醉,拟施行乳癌根治术。硬膜外腔穿刺插管后,注射 1.0% 利多卡因 5 ml,2 分钟后出现呼吸困难、血压下降,不久意识消失,接着发生呼吸心跳停止,从硬膜外导管中抽出清亮液体。

35. 简易判定该清亮液体是否为脑脊液的依据是　　　　　　　　　　（　　）

    A. 回抽出来的温度感觉　　　　　　　　B. 检测是否含糖

    C. 观察是否透明　　　　　　　　　　　D. 测定该液体的比重

    E. 使用 pH 指示剂

36. 该患者引起呼吸心跳停止的原因最可能是　　　　　　　　　　　（　　）

    A. 全脊髓麻醉　　　　　　　　　　　　B. 麻醉药物过敏反应

    C. 硬膜外腔血肿形成　　　　　　　　　D. 急性心肌梗死

    E. 气胸

37. 对病人的处置,最关键的是　　　　　　　　　　　　　　　　　（　　）

    A. 尽早使用肾上腺素　　　　　　　　　B. 及时人工呼吸、心脏按压

    C. 及早动脉穿刺测压　　　　　　　　　D. 使用阿托品解除迷走张力

    E. 及时使用 5% 碳酸氢钠纠正酸中毒

38—40 题共用题干

患者,男性,58 岁,体重 78 kg,身高 165 cm。晚餐后突发上腹痛 2 小时入院。既往:高血压病史 5 年,口服硝苯地平控制尚可;颈椎病术后 3 年。查体:急性面容,被动体位,全腹压痛伴反跳痛,心率 110 次/分,血压 155/85 mmHg,呼吸 26 次/分,SpO_2 96%。腹部平片显示膈下可见游离气体。颈短,下颌偏小,颈部后仰受限。拟急诊行剖腹探查加穿孔修补术。

38. 对该例患者的描述错误的是　　　　　　　　　　　　　　　　　（　　）

    A. 患者应按饱胃患者来对待

    B. 患者术前应置入胃管行胃肠减压

    C. 患者属于困难气道

    D. 患者有急性腹膜炎

    E. 患者有感染性休克的表现

39. 有关麻醉选择说法,错误的是　　　　　　　　　　　　　　　　（　　）

    A. 一般不用硬膜外麻醉

    B. 蛛网膜下隙阻滞不合适

    C. 快速顺序诱导气管插管首选

    D. 全麻喉罩下通气有发生反流误吸风险

    E. 表面麻醉下清醒气管插管

40. 下列说法**不正确**的是   （   ）

    A. 应警惕患者术中低血压

    B. 不必待患者完全清醒和肌力恢复正常时再拔管，以免发生喉痉挛

    C. 术中监测血气分析

    D. 采用有创动脉血压监测

    E. 补充适当的晶体和胶体

41—42 题共用题干

    患者，男性，65 岁。因"转移性右下腹 22 小时"，诊断急性阑尾炎，急诊行阑尾切除术，既往有高血压病史十年余，控制欠佳，术前 4 小时进食少量流质，入室体温 39℃，血压 95/55 mmHg，心率 116 次/分，反应较差。

41. 该例最佳的麻醉方式是   （   ）

    A. 硬膜外麻醉   B. 局麻加监护

    C. 全身麻醉   D. 腰麻

    E. 暂不手术

42. 如全麻下手术，**不应**   （   ）

    A. 插管前快速补液   B. 麻醉期间辅用血管活性药物

    C. 气管插管前按压环状软骨   D. 气管插管前按压腹部

    E. 术中避免低血压

43—44 题共用题干

    患者，女性，34 岁。因反复发生泌尿系结石，骨质疏松、四肢无力入院，诊断为甲状旁腺腺癌，拟行甲状旁腺腺癌根治术。

43. 患者术前访视**不需要**着重了解的是   （   ）

    A. 肿瘤大小，气管有无受压变窄、移位、呼吸困难、声音嘶哑和饮水呛咳等

    B. 患者肿瘤的组织学分型   C. 有无电解质失衡

    D. 有无肾功能障碍   E. 有无血钙异常引起的心律失常

44. 患者麻醉方法的选择和麻醉管理要点，特别值得注意的是   （   ）

    A. 患者由于肾功能不全和高钙血症，神经肌肉兴奋性增高，要酌情加大非去极化肌松药的用量

    B. 因患者钙流失较多，术中可考虑补充钙剂

    C. 术中不需要监测尿量

    D. 严密监测心电图和电解质

    E. 小心病人易发骨折，气管插管时颈椎损伤

45—46 题共用题干

患者,男性,76 岁,拟行胃癌根治术。有心绞痛发作史,余无其他特殊病史。血压 135/65 mmHg,心率 97 次/分。术前检查:Hb 110 g/L,WBC 8.9×10⁹/L,ECG 示Ⅱ、Ⅲ、aVF 导联 ST 段下移。

45. 麻醉前用药最好选用　　　　　　　　　　　　　　　　　（　　）

    A. 苯巴比妥钠＋阿托品　　　　　　　B. 地西泮＋东莨菪碱

    C. 哌替啶＋阿托品　　　　　　　　　D. 吗啡＋东莨菪碱

    E. 哌替啶＋东莨菪碱

46. 下列处理中,不正确的是　　　　　　　　　　　　　　　　（　　）

    A. 术中一定不能低血压

    B. 适当使用阿片类药物,减少气管插管反应

    C. 控制术中心率是关键

    D. 以浅全麻加肌松药维持麻醉利于病人早期恢复

    E. Hb 不宜低于 100 g/L

二、简答题

1. 急腹症手术的麻醉管理要点是什么?

2. 甲亢手术围术期呼吸道梗阻的原因是什么?

3. 门脉高压患者麻醉前准备要点有哪些?

4. 胆管手术术中如何防治迷走神经反射?

5. 简述二氧化碳气腹对机体的影响。

参 考 答 案

一、选择题

1. E	2. B	3. D	4. A	5. C	6. C	7. D	8. A	9. D
10. E	11. C	12. A	13. E	14. E	15. E	16. B	17. E	18. E
19. D	20. D	21. D	22. A	23. C	24. D	25. A	26. D	27. D
28. C	29. D	30. B	31. C	32. D	33. B	34. B	35. B	36. A
37. B	38. E	39. C	40. C	41. C	42. D	43. B	44. E	45. D
46. D								

二、简答题

1. 急腹症手术的麻醉管理要点是什么?

① 硬膜外阻滞期间注意防止内脏牵拉反应;② 积极纠正水、电解质、酸碱失衡;③ 防止缺氧和二氧化碳蓄积;④ 合理输液、输血;⑤ 维持有效循环血

量,保持收缩压≥90 mmHg、尿量≥30 ml/h。

2. 甲亢手术围术期呼吸道梗阻的原因是什么?

① 一般全麻诱导中可能发生的原因;② 腺体较大压迫气管;③ 全麻诱导时或局麻下手术时的体位不当;④ 气管软化引起的塌陷;⑤ 喉返神经麻痹或损伤;⑥ 喉水肿;⑦ 术后早期的伤口严重出血。

3. 门脉高压患者麻醉前准备要点有哪些?

① 全面改善营养状况;② 改善出血倾向;③ 减少腹水,降低腹内压;④ 纠正低蛋白血症;⑤ 纠正水、电解质和酸碱平衡紊乱。

4. 胆管手术术中如何防治迷走神经反射?

① 加强术前检查和准备,麻醉前应用足量抗胆碱类药;② 术中出现心动过缓应及早静注阿托品,伴有血压下降时加用麻黄碱;③ 必要时应暂停手术刺激;④ 还可采取预防措施,例如用利多卡因局部作表面麻醉或行腹腔神经丛阻滞。

5. 简述二氧化碳气腹对机体的影响。

① 高碳酸血症;② 中心静脉压升高,回心血量减少,血压下降;③ 胃内压升高,反流误吸机会增加;④ 膈肌抬高,肺顺应性下降。

第十一节　整形外科手术的麻醉

一、选择题

A1/A2 型题

1. 整形手术中,为了减少创面渗血,常在局部注射肾上腺素盐水,这时要尽量避免下列使用吸入麻醉药的是　　　　　　　　　　　　　（　　）

　　A. 安氟醚　　　B. 异氟醚　　　C. 七氟醚　　　D. 氟烷　　　E. 氧化亚氮

2. 可能会遇到插管困难的颈部活动度一般小于　　　　　　　　　（　　）

　　A. 90°　　　B. 80°　　　C. 70°　　　D. 60°　　　E. 45°

3. 严重颏胸瘢痕粘连患者的麻醉处理,下列叙述中错误的是　　　（　　）

　　A. 面罩通气可能困难　　　　　　B. 宜采用清醒插管

　　C. 可在纤维光导喉镜下插管　　　D. 插管时必须保持三条轴线重叠

　　E. 表面麻醉下清醒气管插管

4. 烧伤患者的麻醉,<u>不正确</u>的叙述是　　　　　　　　　　　（　　）

　　A. 可能对非去极化肌松药不敏感　　B. 琥珀酰胆碱可能引起高钾血症

　　C. 患者常需要大量血浆　　　　　　D. 易于合并低钠血症

　　E. 常常合并血液浓缩

5. 患者,男性,10 岁。双眼斜视,行双眼斜视矫正术,术中突然出现眼心反射,此时<u>不正确</u>的处理是　　　　　　　　　　　　　　　（　　）

　　A. 暂停手术　　　　　　　　　　B. 静脉注射阿托品 0.5 mg

　　C. 肌松药药量增加　　　　　　　D. 使用麻黄碱纠正低血压

　　E. 对眼部肌肉加用局部浸润麻醉

A3/A4 型题

6—8 题共用题干

　　患儿,7 岁。拟行唇裂修补术。

6. 最宜选用的麻醉方法　　　　　　　　　　　　　　　　　　　（　　）

　　A. 清醒经口插管　　　　　　　　B. 清醒经鼻插管

　　C. 静脉诱导后经口插管　　　　　D. 静脉诱导后经鼻插管

　　E. 不插管手术

7. 全麻时应选用的气管导管大小(ID)是　　　　　　　　　　　（　　）

　　A. 4.5 mm 不带套囊　　　　　　　B. 5.0～5.5 mm 不带套囊

    C. 5.0～5.5 mm 带套囊　　　　　　D. 6.5 mm 不带套囊

    E. 6.5 mm 带套囊

8. 患儿插管后可能发生的最严重的并发症是　　　　　　　　　（　　）

    A. 口咽部的损伤　　　　　　　　　B. 咽痛

    C. 肺炎　　　　　　　　　　　　　D. 声音嘶哑

    E. 喉水肿

二、简答题

1. 简述整形外科手术的麻醉特点。

2. 头面部的整形手术,渗血较多不易止血,术中可采取的减少出血的措施有哪些?

参 考 答 案

一、选择题

    1. D　**2.** B　**3.** D　**4.** D　**5.** C　**6.** C　**7.** C　**8.** E

二、简答题

    1. 简述整形外科手术的麻醉特点。

    ① 困难气管插管多见;② 气管导管固定需确切;③ 手术时间长;④ 常常需要控制性降压;⑤ 常使用肾上腺素,当心心律失常;⑥ 包扎时需维持一定的麻醉深度;⑦ 注意包扎对呼吸的影响。

    2. 头面部的整形手术,渗血较多不易止血,术中可采取的减少出血的措施有哪些?

    ① 抬高手术部位;② 维持适当的麻醉深度;③ 通气充分;④ 控制性降压;⑤ 止血完善;⑥ 局部应用稀释的肾上腺素。

第十二节　妇科手术麻醉

一、选择题

A1/A2 型题

1. 宫腔镜检查的麻醉管理要点,不包括　　　　　　　　　　　　（　　）

    A. 椎管内阻滞范围应达 T_{10}～S_5

B. 全身麻醉宜浅

C. 用阿托品预防和治疗迷走张力增高

D. 注意液体超负荷或水中毒

E. 二氧化碳作膨宫介质时有气栓的危险

2. 关于巨大卵巢肿瘤的患者术中摘除肿瘤时预防低血压,下列处理中**错误**的是　　　　　　　　　　　　　　　　　　　　　　　　　　　（　　）

A. 适当提前扩容　　　　　　　　　B. 必要时使用麻黄碱、多巴胺等

C. 严密监测血流动力学变化　　　　D. 输入高渗盐水快速扩容

E. 搬出肿瘤后腹部加压

3. 经腹子宫全切术,硬膜外麻醉平面最好应控制在　　　　　　　（　　）

A. $T_6 \sim S_4$　　　　　　　　　　　B. $T_4 \sim S_4$

C. $T_{10} \sim S_2$　　　　　　　　　　D. $T_8 \sim S_2$

E. $T_{10} \sim S_4$

4. 宫外孕破裂,失血性休克患者,应**禁用**的麻醉方法是　　　　（　　）

A. 静吸复合全麻　　　　　　　　　B. 单纯吸入全麻

C. 腰麻或硬膜外麻醉　　　　　　　D. 局麻

E. 全凭静脉麻醉

5. 关于妇科腔镜手术麻醉管理,下述选项中**错误**的是　　　　（　　）

A. 常需极度头低足高位

B. 腹腔内吹入二氧化碳常导致 $PaCO_2$ 升高

C. 可通过潮气量的 1.5 倍控制通气排除多余的二氧化碳

D. 吹气压＞30 cmH_2O 时影响右心充盈

E. 硬膜外麻醉最为常用

A3/A4 型题

6—10 题共用题干

　　患者,女性,34 岁,体重 55 kg,诊断异位妊娠急诊行剖腹探查术。既往无特殊病史。病房已输注红细胞 4 U。术前查 Hb 70 g/L(输血后),PLT 90×10^9/L,凝血功能正常。入室血压 90/60 mmHg,脉搏 150 次/分,SpO_2 99%。

6. 麻醉方法首选　　　　　　　　　　　　　　　　　　　　　　（　　）

A. 硬膜外麻醉　　　　　　　　　　B. 局麻加监护

C. 全身麻醉　　　　　　　　　　　D. 腰麻

E. 暂不手术,输血补液抗休克治疗

7. 该患者复苏治疗的原则是　　　　　　　　　　　　　　　　　（　　）

A. 血管活性药物维持　　　　　　　B. 大量平衡盐

C. 大量胶体   D. 大量晶体加胶体

E. 补液扩容并根据血气分析结果指导输血

8. 该患者术中吸出不凝血 3000 ml,从血液保护的角度考虑,该患者可采用的节约用血措施为 （ ）

A. 控制性降压   B. 控制低中心静脉压

C. 自体血回收   D. 血液稀释

E. 血液 12 层纱布过滤回输

9. 如本例术中输注红细胞 6 U,血浆 600 ml,补液 1 000 ml,CVP 升至 12 mmHg,血压 80/60 mmHg,心率 100 次/分,心电图示 Q-T 间期延长,提示最需要给予的处理是 （ ）

A. 继续补液增加有效循环血容量   B. 使用肾上腺素

C. 静脉注射氯化钙   D. 利尿

E. 补充激素

10. 出现 DIC,下列处理**不合理**的是 （ ）

A. 补充血小板   B. 补充凝血因子

C. 纠正酸中毒   D. 合理使用肝素和抗纤溶药物

E. 给予 α 受体兴奋药

二、简答题

1. 简述盆腔巨大肿瘤对患者生理病理的影响。

2. 简述宫外孕致失血性休克患者麻醉方法的选择。

3. 简述重度妊娠高血压患者的麻醉管理要点。

参 考 答 案

一、选择题

1. B **2.** D **3.** A **4.** C **5.** E **6.** C **7.** E **8.** C **9.** C

10. E   **解析**:本例术前 Hb 70 g/L,补液扩容后必然进一步降低,该患者无慢性疾病史,Hb<70 g/L 有输血指征,需适量输血。宫外孕大出血是自体血回收的适应证。术前无心脏疾病史,大量输血后出现低血压,伴 CVP 升高,考虑枸橼酸中毒、低钙血症,治疗首选补钙。

二、简答题

1. 简述盆腔巨大肿瘤对患者生理病理的影响。

① 巨大肿瘤可挤压腹腔实质器官,使膈肌上抬,压迫肺脏,导致病人通气

不足,容易上呼吸道感染。② 巨大肿瘤压迫下腔静脉,使回心血量减少。③ 如为恶性肿瘤时,常伴有腹水和广泛粘连,伴有低蛋白血症和贫血等病理改变。④ 腔静脉长时间受压,逐步形成侧支循环,可使硬膜外间隙血管丛扩张。

2. 简述宫外孕致失血性休克患者麻醉方法的选择。

① 休克前期(失血量 400～600 ml)或轻度休克期(失血量 800～1 200 ml)在输血输液的基础上可选用硬膜外阻滞,但要选用小剂量局麻药。② 中度休克(失血量1200～1 600 ml)或重度休克(失血量 2 000 ml)病人,经综合治疗无好转者可酌情选用局麻或全麻。③ 无论采用何种麻醉方法,围术期均应严密监测和积极地抗休克治疗。

3. 简述重度妊娠高血压患者的麻醉管理要点。

① 麻醉力求平稳,减轻各种应激反应,防范仰卧位低血压综合征发生。② 维持内环境稳态,维护心、肺、肾功能。③ 积极处理并发症,如心力衰竭、肺水肿、肾竭、HELLP 综合征等。④ 加强麻醉监测,保证及时发现问题和及时处理。⑤ 做好新生儿窒息的抢救准备。⑥ 加强麻醉手术后支持,直至病人脱离危险期。

第十三节　口腔、颌面外科手术的麻醉

一、选择题

A1/A2 型题

1. 口腔颌面外科手术患者的特点,<u>不包括</u>　　　　　　　　　　(　　)

  A. 患者年龄跨度大

  B. 困难气道十分常见

  C. 口腔颌面畸形常同时出现全身各部位多处畸形

  D. 心理问题突出

  E. 尽量快通道麻醉

2. 颞下颌关节强直,完全不能张口的患者最安全可靠的气管内插管方法是

                                            (　　)

  A. 快诱导插管　　　　　　　　　　B. 慢诱导插管

  C. 清醒盲探插管　　　　　　　　　D. 清醒纤支镜下插管

  E. 全麻下盲探插管

3. 下列宜选用鼻腔插管的手术是　　　　　　　　　　　　　　(　　)

A. 上颌骨手术   B. 上颌窦手术

C. 下颌窦手术   D. 下颌骨手术

E. 鼻部手术

4. 口腔颌面外科手术患者术后最可能出现哪种并发症   (   )

A. 上呼吸道不畅   B. 低血压

C. 大出血   D. 脑梗

E. 心力衰竭

5. 口腔颌面部手术术后出现严重的喉头水肿,需采取的急救措施是   (   )

A. 气管切开   B. 鼻导管吸氧

C. 将舌牵出口外   D. 俯卧位

E. 紧急气管插管

6. 减少颌面外科术中出血的方法,<u>不包括</u>   (   )

A. 麻醉平稳,预防呛咳   B. 抬高手术部位

C. 控制性降压   D. 低温麻醉

E. 结扎一侧颈外动脉

7. 口腔颌面外科麻醉特点<u>不包括</u>   (   )

A. 容易发生呼吸道梗阻   B. 气道管理不便

C. 术中出血较多   D. 手术复杂、精细,手术时间长

E. 术后不宜保留气管导管

8. 关于口腔颌面外科全身麻醉后管理措施,<u>不正确的是</u>   (   )

A. 特别注意防范急性上呼吸道梗阻

B. 严格掌握气管导管拔除时机

C. 加强呼吸和循环系统监测

D. 为防治麻醉性镇痛药引起的呼吸抑制,禁用术后镇痛

E. 预防术后恶心呕吐

9. 以下需施行气管切开后麻醉的情况,<u>不包括</u>   (   )

A. 口鼻咽部有活动性出血   B. 会厌声门炎症水肿

C. 上呼吸道梗阻难以维持通气   D. 上颌骨骨折

E. 全面部骨折

A3/A4 型题

10—12 题共用题干

患儿,女性,9 岁,额部被运动中秋千击中,疼痛难忍,下颌活动障碍,查体:血压 85/50 mmHg,心率 120 次/分,呼吸 22 次/分,神志清楚,左下颌骨开放性骨折,X 线示:左下颌开放性骨折,拟急诊手术切开复位。

10. 最好的麻醉方法是 　　　　　　　　　　　　　　　　　　（　　）

  A. 局麻   B. 神经安定术

  C. 氯胺酮麻醉   D. 气管内插管全麻

  E. 针刺麻醉

11. 下列说法错误的是 　　　　　　　　　　　　　　　　　　　（　　）

  A. 术前应用阿托品   B. 检查口腔

  C. 氯胺酮麻醉,保留自主呼吸   D. 快速输液维持循环稳定

  E. 慎用硫喷妥钠

12. 麻醉管理,首先应考虑到 　　　　　　　　　　　　　　　　（　　）

  A. 血压   B. 心率

  C. 气道是否通畅   D. 手术时间

  E. 失血量的多少

二、简答题

 1. 简述口腔颌面外科手术的麻醉特点。

 2. 简述急性喉痉挛的处理。

参 考 答 案

一、选择题

 1. E **2.** D **3.** D **4.** A

 5. A **解析:**口腔颌面部手术术后出现严重的喉头水肿是急症,很快会引起缺氧甚至心搏骤停,需立即解除梗阻,首选气管切开。

 6. D **7.** E **8.** D **9.** D **10.** D **11.** C **12.** C

二、简答题

 1. 简述口腔颌面外科手术的麻醉特点。

 ① 围术期呼吸道梗阻发生率高。② 气道管理不便。③ 术中出血多。④ 手术精细、复杂、时间长。⑤ 易发生各种神经反射。

 2. 简述急性喉痉挛的处理。

 ① 立即吸除声门和会厌处分泌物。② 用 100% 的氧进行持续气道正压,托起下颌,消除机械梗阻因素,直至喉痉挛消失。③ 小剂量丙泊酚加深麻醉。④ 上述处理无效,可以应用短效肌肉松弛药改善通气和控制呼吸。

第十四节　烧伤患者的麻醉

一、选择题

A1/A2 型题

1. 大面积烧伤伴有明显呼吸困难,上呼吸道梗阻者首要的正确处理是

（　　）

 A. 血气分析、呼吸监护   B. 立即经口气管插管或气管切开

 C. 放置口咽通气道   D. 经鼻气管插管

 E. 放置喉罩

2. 大面积Ⅲ°烧伤患者早期易出现烦躁,主要是因为 （　　）

 A. 剧烈疼痛   B. 早期毒血症

 C. 血容量不足   D. 应激反应

 E. 心理因素

3. 下列何种创伤患者的血容量丧失以丢失血浆为主 （　　）

 A. 肝破裂   B. 血气胸

 C. 脾破裂   D. 骨盆骨折

 E. 烧伤

4. 大面积烧伤患者一周后行全身麻醉,气管内插管时应避免使用 （　　）

 A. 琥珀胆碱   B. 地西泮

 C. 芬太尼   D. 七氟烷麻醉诱导

 E. 氯胺酮

5. 体重 60 kg 的患者,急性烧伤面积达体表的 50%,所需要的液体是（　　）

 A. 在前 8 小时,需要每小时 188 ml 乳酸林格液

 B. 在前 8 小时,需要每小时 281 ml 乳酸林格液

 C. 在前 8 小时,需要每小时 359 ml 乳酸林格液

 D. 晶体与胶体的比例为 1：2

 E. 充分补充水分,每日另需 5% 葡萄糖 3 500 ml

6. 烧伤后病理生理改变,错误的是 （　　）

 A. 严重热吸入损伤可在较短时间导致 ARDS

 B. 大面积烧伤后乙酰胆碱受体密度无变化

 C. 烧伤后儿茶酚胺分泌增多、氧耗增加和分解代谢加快,需较大的分钟通气量

 D. 吸入性气道损伤是烧伤患者死亡主要原因之一

E. 严重烧伤常伴有肌红蛋白和血红蛋白尿,导致急性肾功能不全

7. 关于烧伤患者麻醉,下列说法错误的是 （ ）

A. 对中小面积和单纯肢体的清创、切痂可采用神经阻滞麻醉

B. 大面积和头颈部烧伤患者采用全身麻醉

C. 保证气道畅通最安全的方法是清醒气管插管

D. 烧伤患者对非去极化药有显著的耐药作用

E. 烧伤患者对疼痛已不敏感,不必给予术后镇痛,以免造成呼吸抑制

8. 下列关于烧伤患者麻醉管理的说法,<u>不正确</u>的是 （ ）

A. 建立有效输液通道

B. 应警惕任何可能发生的气道问题

C. 术中输液最好在有效循环功能监测下进行

D. 因患者常伴有发烧,术中需注意降体温

E. 因手术需要变换体位时应避免导管脱落等相关并发症的发生

9. 小儿烧伤手术麻醉特点叙述中,<u>不正确</u>的是 （ ）

A. 由于存在中枢介导的体温调节和高代谢状态,烧伤患者正常体温38.5℃,故小儿发生低体温情况甚少

B. 患儿易合并呼吸道感染

C. 循环血量相对较少,易发生休克,可选用全麻药氯胺酮

D. 易发生水电平衡紊乱

E. 抗感染能力较差

10. 体重 24 kg,烧伤面积 50% 的患儿,前 8 小时需要输入乳酸林格液 （ ）

A. 262 ml

B. 600 ml

C. 1 050 ml

D. 2 100 ml

E. 4 200 ml

11. 关于烧伤患者的麻醉,<u>错误</u>的是 （ ）

A. 烧伤组织影响 ECG、SpO_2、NBP 的监测

B. 尿量是反映循环状况的重要指标之一,应大于 0.5 ml/h

C. 烧伤后 24 小时内对去极化和非去极化肌松药的反应没有明显变化

D. 病人易发生低钠血症

E. 异氟烷与阿片类药物合用,常作为麻醉维持的主要药物

12. 大面积深度烧伤患者的特点,<u>错误</u>的说法是 （ ）

A. 常伴有严重的全身反应及重要器官并发症

B. 常伴有低血容量,低蛋白血症和电解质紊乱

C. 静脉穿刺困难

D. 往往须多次施行手术和麻醉

E. 如果患者仅有头面部烧伤,由于其烧伤面积较小,危险性也较小

13. 关于烧伤患者气道相关问题,<u>正确</u>的是 　　　　　　　　　　（　　）

A. 烧伤初期的呼吸窘迫预示有下呼吸道损伤

B. 肺水肿通常在烧伤即刻出现

C. 机械通气时宜选用高水平的 PEEP

D. 机械通气时常需较大的分钟通气量,甚至达 20～30 L/min

E. 小儿有吸入性气道损伤,如尚未出现呼吸窘迫,不必考虑气管插管

14. 烧伤后早期急救处理,<u>错误</u>的是 　　　　　　　　　　　　　（　　）

A. 迅速脱离热源 　　　　　　　　　B. 衣裤袜应剪开取下,不可剥落

C. 减少污染 　　　　　　　　　　　D. 镇静止痛

E. 常规气管切开

15. 烧伤后微循环发生下述改变,<u>不包括</u> 　　　　　　　　　　　（　　）

A. 微循环灌流减少 　　　　　　　　B. 毛细血管内皮细胞肿胀

C. 毛细血管渗出增加 　　　　　　　D. 血管床容量增加

E. 血细胞聚集

二、简答题

1. 烧伤患者常用的麻醉方法有哪些?

2. 烧伤患者麻醉管理注意事项有哪些?

参 考 答 案

一、选择题

1. B **2.** C **3.** E

4. A **解析:**去极化肌松药可使血钾升高,原则上应禁用。

5. A **解析:**成人第一个 24 h 内补液量为烧伤面积×体重(kg)×1.5 ml,其中晶、胶比为 1∶0.5,共需乳林 3 000 ml,其中一半在前 8 h 输注,另一半在后 16 h 输注。

6. B **7.** E **8.** D **9.** A

10. B **解析:**公式:总烧伤面积×体重×2,50×24×2＝2400 ml,晶胶比例1∶1,故晶体为 1 200,前 8 小时输入总量一半。

11. D **12.** E **13.** D **14.** E **15.** D

二、简答题

1. 烧伤患者常用的麻醉方法有哪些?

（1）氯胺酮静脉麻醉；

（2）丙泊酚静脉麻醉；

（3）静吸复合麻醉；

（4）局部和区域麻醉。

2. 烧伤患者麻醉管理注意事项有哪些？

（1）建立有效输液通道，广泛性烧伤常给静脉穿刺带来困难，术前常规深静脉穿刺或切开置管；

（2）加强呼吸管理，烧伤患者易出现气道梗阻、低氧血症、困难气道，宜高度警惕，必要时气道造口；

（3）注重循环管理，烧伤患者需多次手术，均可因血容量、心肌收缩力、外周血管阻力变化致血流动力学不稳定，宜加强监测，必要时血管活性药物支持；

（4）大量液体进出、大范围体表暴露可致术中低温，应升高室温、输液加温、使用保温毯处理；

（5）预防患者创面或取皮时体位变换带来的气管导管、静脉通路脱落及循环不稳。

第十五节　内分泌疾病患者手术的麻醉

选择题

A1/A2 型题

1. 关于甲状腺功能亢进症的描述，错误的是　　　　　　　　　　（　　）

　　A. 好发于年轻女性，最常见病因为弥漫性毒性甲状腺肿

　　B. 甲状腺素分泌过多所致

　　C. 体重下降、肌无力和不耐热

　　D. 常有窦性心动过速，老年患者可能表现为房颤而无明显甲亢症状

　　E. 早期即有心肌收缩力和射血分数下降

2. 关于甲状腺功能亢进症患者术前准备的叙述，正确的是　　　　（　　）

　　A. 服用硫脲类药物抑制甲状腺素释放

　　B. 服用复方碘溶液抑制甲状腺素的合成

　　C. β受体阻滞剂掩盖甲状腺功能亢进症状，术前不宜使用

　　D. 最重要的原则是尽可能使甲状腺功能接近正常

　　E. 基础代谢率＜＋30％

3. 关于甲状腺功能亢进症患者的麻醉,<u>正确</u>的是 （ ）

    A. 术中发生低血压时,宜选用麻黄碱升压

    B. 吸入麻醉药的 MAC 升高,需要增加麻醉药的剂量

    C. 麻醉期间不必常规监测体温

    D. 血容量通常充足,麻醉诱导时血压波动较其他患者小

    E. 应提供足够的麻醉深度,抑制交感神经对手术刺激的过度反应

4. 关于甲状腺危象的描述,<u>错误</u>的是 （ ）

    A. 通常在术后 6～18 小时发生

    B. 典型表现为高热、心律失常、充血性心力衰竭和神志障碍

    C. 主要治疗措施为静脉滴注碘化钠

    D. 使用 β 受体阻滞剂控制心律

    E. 控制体温、补充血管内容量等对症处理

5. 患者,男性,45 岁,弥散性颈部肿块,有明显的呼吸困难,吞咽困难,体重下降,阵发性心悸及不耐热,血压 160/100 mmHg,心率 120 次/分,诊断为甲状腺功能亢进,充分术前准备后行手术治疗。在 PACU 拔管后出现哮鸣音和呼吸困难,应首先考虑以下可能的原因除外 （ ）

    A. 血肿压迫气道   B. 双侧喉返神经损伤

    C. 气管软化   D. 喉头水肿

    E. 气管炎

6. 有关嗜铬细胞瘤病情特点的叙述,<u>错误</u>的是 （ ）

    A. 典型的三联症包括严重头痛、多汗和心悸

    B. 患者有阵发性高血压,部分呈持续性高血压

    C. 术中意外的高血压和心动过速需考虑是否存在未经诊断的嗜铬细胞瘤

    D. 红细胞比容和血红蛋白量常增高,循环容量通常增多

    E. 测定血液中儿茶酚胺浓度和尿香草扁桃酸(VMA)可以明确诊断

7. 嗜铬细胞瘤术前准备用于维持围术期循环系统稳定的最常用的药物是

                                              （ ）

    A. 钙通道阻滞剂   B. 硝普钠

    C. β 受体阻滞剂   D. α 受体阻滞剂

    E. 利尿剂

8. 对嗜铬细胞瘤的叙述,下列说法<u>错误</u>的是 （ ）

    A. 为肾上腺皮质肿瘤

    B. 症状:大量出汗、头痛、高血压

    C. 手术前给予酚苄明治疗可使血容量恢复

    D. 酚苄明给药时间约为 10～14 天

　　E. 普萘洛尔用以治疗心动过速

9. 关于嗜铬细胞瘤术前准备,<u>不正确</u>的是　　　　　　　　　（　　）

　　A. 酚妥拉明常用于嗜铬细胞瘤的诊断

　　B. 酚苄明主要用于术前准备,解除末梢血管床的张力、控制高血压

　　C. 常规使用 β 受体阻滞剂

　　D. 术前循环血容量减少,应进行扩容治疗

　　E. 术前药用东莨菪碱替代阿托品

10. 关于嗜铬细胞瘤的麻醉管理,<u>错误</u>的是　　　　　　　　（　　）

　　A. 除常规监测外,通常需要监测有创动脉血压、中心静脉压等

　　B. 根据病情和手术情况,可选择全身麻醉或硬膜外麻醉

　　C. 手术操作、麻醉过浅和二氧化碳蓄积是导致术中高血压的常见原因

　　D. 血压急剧升高时应首选艾司洛尔静脉注射

　　E. 为减轻肿瘤切除后低血压的程度,可以适度采用预防性扩容措施

11. 关于嗜铬细胞瘤切除后的低血压,<u>错误</u>的是　　　　　　（　　）

　　A. 主要原因是嗜铬细胞瘤切除后儿茶酚胺的分泌迅速降低,引起外周血
　　　　管扩张

　　B. 麻醉药、肾上腺素能受体阻滞药、心脏代偿功能不全等均可诱发或加重
　　　　低血压

　　C. 嗜铬细胞瘤患者的液体补充应遵循量出而入的原则

　　D. 在监测心功能的情况下术中应适当"逾量"扩容

　　E. 发生严重低血压时通常需要在扩容的基础上使用去甲肾上腺素

12. 关于皮质醇增多症,下列叙述<u>错误</u>的是　　　　　　　　（　　）

　　A. 肾上腺皮质的束状层分泌糖皮质激素,主要为氢化可的松

　　B. 糖皮质激素增多形成皮质醇增多症(Cushing 综合征)

　　C. 临床特征为向心性肥胖、肌萎缩无力、骨质疏松、高血压、糖耐量异常等

　　D. 电解质紊乱表现为稀释性低钠血症

　　E. 皮质醇增多症患者可出现低钾性代谢性碱中毒

13. 皮质醇增多症患者的麻醉,<u>错误</u>的说法是　　　　　　　（　　）

　　A. 术前需治疗高血压和高血糖

　　B. 术前需纠正低钾性碱中毒

　　C. 术前肌无力可能预示对肌松药的敏感性增加

　　D. 围术期无需补充肾上腺皮质激素

　　E. 不明原因的低血压对升压药效果不佳时,应考虑肾上腺皮质功能不全

14. 关于胰岛素的叙述,<u>错误</u>的是　　　　　　　　　　　　（　　）

　　A. 促进葡萄糖和钾进入脂肪和肌肉细胞

B. 增加糖原、蛋白质和脂肪酸的合成

C. 正常成人每天分泌 40～50 U

D. 胰岛素活性降低使游离脂肪酸分解为酮体

E. 手术应激时糖耐量下降主要是由于胰岛素分泌减少所致

15. 糖尿病患者并发神经系统病变对麻醉的影响,下列叙述错误的是 （ ）

　　A. 限制心脏对容量变化的代偿功能,易导致麻醉后低血压

　　B. 胃排空加快,可缩短禁食时间

　　C. 无症状性心肌缺血和梗死,心电图检查 ST 段和 T 波异常的发生率增加

　　D. 发生心搏骤停的机会增多

　　E. 局麻药对外周神经的毒性作用增加

16. 对于糖尿病患者,下列叙述错误的是 （ ）

　　A. 常并发心脏、神经系统、肾脏和血管等病变

　　B. 全身麻醉对糖代谢的影响低于局部麻醉

　　C. 区域麻醉时应适当降低局部麻醉浓度和剂量

　　D. 局部麻醉药内不宜加入肾上腺素

　　E. 合并酮症酸中毒时应尽早使用胰岛素

17. 关于糖尿病患者术前准备,下列叙述错误的是 （ ）

　　A. 充分评估糖尿病靶器官的损害情况和功能,重点检查心血管系统和肾脏

　　B. 服用磺脲类和格列奈类药物术前最好停用 24～48 小时改用正规胰岛素

　　C. 择期手术患者术前应维持空腹血糖不超过 8.3 mmol/L,最高不超过 11.1 mmol/L,尿酮阴性

　　D. 胃排空时间延长,注意可能发生反流和误吸

　　E. 术前使用长效或中效胰岛素的患者术前不必改用正规胰岛素

18. 关于糖尿病酮症酸中毒,下列叙述错误的是 （ ）

　　A. 胰岛素分泌不足造成游离脂肪酸代谢产物酮体积聚

　　B. 主要代谢紊乱包括高血糖、细胞内脱水、代谢性酸中毒和电解质紊乱

　　C. 单次静脉注射胰岛素 10～20U,然后以 1～2U/h 维持,监测血糖调整输注速率

　　D. 根据生命体征和尿量输入等张液体,注意补钾

　　E. 为纠正酸中毒宜及早使用碳酸氢钠

19. 关于糖尿病患者术中血糖控制,下列叙述错误的是 （ ）

　　A. 避免手术刺激及交感兴奋

    B. 术中胰岛素的使用应根据血糖监测进行调整

    C. 防止低血糖是术中管理的重要目标

    D. 肾功能不全患者应适当增加胰岛素用量

    E. 糖尿病患者若出现苏醒延迟,应考虑低血糖的可能

20. 关于糖尿病患者手术中发生低血糖,下列叙述**错误**的是   (   )

    A. 全麻患者低血糖引起的交感兴奋的症状可误认为麻醉过浅

    B. 合并使用 β 受体阻滞剂的患者如发生低血糖,可能出现严重的心动过缓

    C. 全麻苏醒延迟通常无需考虑低血糖的可能

    D. 肾功能不全的患者应减少胰岛素用量

    E. 为避免低血糖,维持轻度高血糖是合理的

21. 对于糖尿病患者麻醉,**错误**的是   (   )

    A. 吸入麻醉药抑制机体胰岛素的释放

    B. 神经阻滞麻醉对代谢影响较小

    C. 神经阻滞可能增加外周神经损害的机会

    D. 椎管内阻滞时应特别注意无菌操作

    E. 急诊手术不必考虑纠正高血糖和水电平衡紊乱

22. 甲亢患者手术中体温达 40℃,心率 140 次/分,大汗,血压升高,首先应考虑

                                                                  (   )

    A. 感染性休克早期   B. 心力衰竭

    C. 甲亢危象   D. 恶性高热

    E. 嗜铬细胞瘤高血压危象

23. 严重脱水的糖尿病昏迷患者用胰岛素、葡萄糖、生理盐水和乳酸钠处理后效果良好,但以后又出现神情淡漠、倦怠、喘息样呼吸,最后死于呼吸肌麻痹,最可能的解释是   (   )

    A. 在纠正酸中毒时将二氧化碳排出过多   B. 血 pH 升高过快

    C. 明显的钾缺失   D. 胰岛素过量

    E. 体内水分过多导致脑水肿

24. 患者,女性,56 岁,患糖尿病 30 年。现因急性阑尾炎行急诊手术。术前准备中,发现血糖 23.4 mmol/L,血酮体 6.2 mmol/L,pH 7.23,血钾 7.38 mmol/L,下列措施中正确的是   (   )

    A. 患者可能存在脱水,最理想的补充液体是乳酸林格液

    B. 正规胰岛素(RI)10U 静脉推注,随后 2U/h 微量泵输注,监测血糖调整 RI 剂量

    C. 立即联合使用葡萄糖、正规胰岛素和氯化钾(GIK 方案)

D. 血钾正常,故不必考虑补钾

E. 立即给予碳酸氢钠纠正酸中毒防止病情进一步加重

参 考 答 案

选择题

1. E　　2. D　　3. E　　4. C　　5. E　　6. D　　7. D　　8. A　　9. C

10. D　11. C　12. D　13. D　14. E　15. B　16. B　17. E　18. E

19. D　20. C　21. E　22. C　23. C　24. B

第十六节　小儿麻醉

选择题

A1/A2 型题

1. 婴儿呼吸系统解剖学特点与成人不同,增加了气管插管的难度,下列叙述
错误的是　　　　　　　　　　　　　　　　　　　　　　　　　( )

　A. 舌体相对较大,容易挡住视野

　B. 喉头位置相对较高,弯喉镜片比直喉镜片更易暴露声门

　C. 会厌短、肥,与喉入口成角,放置喉镜困难

　D. 喉部呈漏斗状,气道最狭窄处在环状软骨部位

　E. 声带的角度比较大

2. 婴幼儿麻醉中易发生低氧血症,其原因不包括　　　　　　　　　　( )

　A. 肺泡发育不全,肺泡壁厚,数量少

　B. 机械性无效腔增加对潮气量影响较成人大

　C. 基础代谢率高,组织耗氧率高

　D. 呼吸肌的 Ⅰ 型肌纤维少,易发生疲劳和呼吸暂停

　E. 功能性气道闭合滞后,闭合容量减少

3. 下列对婴儿循环系统的描述,错误的是　　　　　　　　　　　　( )

　A. 心脏每搏量相对固定,心输出量依靠增加心率来代偿

　B. 心率达 180 次/分也不会导致心输出量的下降

　C. 心率下降心输出量就减少,心动过缓时心输出量严重下降

　D. 严重缺氧常导致反射性心动过速

　E. 血容量按千克体重计算比成人大

4. 新生儿术中易发生低体温,下列描述**错误**的是　　　　　　　　(　)

    A. 单位体重的体表面积大于成人,创面暴露,手术室温度低,输液管理不
       当等因素导致低体温

    B. 体温调节中枢发育尚不完善

    C. 在寒冷环境中可通过棕色脂肪代谢和寒战产热维持体温

    D. 低体温可造成麻醉苏醒延迟,药物代谢时间延长,呼吸抑制

    E. 手术时应采取保温措施,加强体温监测

5. 关于小儿麻醉药理学特点的叙述,**错误**的是　　　　　　　　(　)

    A. 新生儿水溶性药物分布容积小,首次剂量通常应减少

    B. 新生儿依赖脂肪再分布消除的药物临床药效将延长

    C. 大多数药物半衰期在新生儿延长,2 岁以上的儿童较成人短

    D. 婴幼儿肝肾功能尚未成熟,影响药物代谢和排泄

    E. 吸入麻醉药的 MAC 随年龄不同而变化

6. 麻醉相关的药物在儿童中使用的描述,下列叙述**错误**的是　　　　(　)

    A. 吸入性麻醉药物的 MAC 随儿童年龄不同而变化

    B. 瑞芬太尼单位体重用量在婴幼儿和成人差异不大

    C. 急性上呼吸道感染时,氯胺酮可使分泌物大量增加,易发生喉痉挛

    D. 丙泊酚诱导剂量比成人大,需达到 2.5～3 mg/kg

    E. 顺式阿曲库铵主要通过霍夫曼代谢,故无需调整剂量

7. 4 岁小儿全身麻醉诱导,经口气管插管,下列选项中正确的是　　　(　)

    A. 选择 4.5 mm 内径的气管导管,固定嘴角约 12 cm

    B. 选择 5.0 mm 内径的气管导管,固定嘴角约 14 cm

    C. 选择 5.0 mm 内径的气管导管,固定嘴角约 16 cm

    D. 选择 5.5 mm 内径的气管导管,固定嘴角约 14 cm

    E. 选择 5.5 mm 内径的气管导管,固定嘴角约 16 cm

8. 体重 25 kg 的小儿,其每小时的基本输液需求量应为　　　　　　(　)

    A. 45 ml　　　　B. 55 ml　　　　C. 60 ml　　　　D. 65 ml　　　　E. 70 ml

9. 有关小儿麻醉药理学的叙述,**错误**的是　　　　　　　　　　(　)

    A. 地西泮经由肝脏代谢,避免使用于 6 个月以下的婴儿

    B. 肝肾功能不全的婴儿可以使用瑞芬太尼

    C. 肝肾功能不全的婴儿使用顺式阿曲库铵是安全的

    D. 丙泊酚在小儿诱导剂量较成人低

    E. 小儿患者地氟烷诱导比七氟烷易发生喉头痉挛

10. 关于术前阿托品的使用,**错误**的是　　　　　　　　　　　　(　)

    A. 预防诱导时心动过缓

  B. 降低新生儿和小于 3 个月婴儿诱导时低血压的发生率

  C. 减少口腔和呼吸道的分泌物

  D. 肌注阿托品剂量为 0.02 mg/kg

  E. 患儿心率本身较快,故不必给予足量的阿托品

11. 关于小儿麻醉的监测,<u>错误</u>的是   ( )

  A. 通气不足造成缺氧是围术期死亡的主要原因之一

  B. 脉搏氧饱和度监测可替代对呼吸频率和幅度的观察

  C. 小于 10 kg 的婴儿呼末二氧化碳浓度监测数据通常不够准确

  D. 小儿麻醉期间应重视体温监测

  E. 大手术或危重患儿术中应监测尿量

12. 七氟烷常用于小儿全麻诱导,下列叙述<u>错误</u>的是   ( )

  A. MAC 在婴幼儿比儿童和成人高

  B. 对气道刺激小,但面罩诱导仍可能诱发气道并发症

  C. 对不合作或紧张的患儿可给予 7%~8%七氟烷吸入诱导

  D. 小儿由于潮气量较成人小,麻醉药摄取速度慢,需要较长的诱导时间

  E. 突然发生的心动过缓可能是七氟烷吸入过量所引起,应立即降低吸入浓度

13. 小儿全麻的管理中,<u>错误</u>的说法是   ( )

  A. 对于静脉通道开放困难的小儿,可选用面罩吸入七氟烷诱导

  B. 小儿困难气管插管发生率高

  C. 诱导前应充分的吸氧去氮

  D. 使用死腔量小的麻醉回路

  E. 气管导管套囊充气后,加压呼吸时绝对不能漏气

14. 关于小儿硬膜外阻滞,叙述<u>错误</u>的是   ( )

  A. 穿刺间隙的选择参照成人   B. 麻醉作用出现较成人快

  C. 麻醉平面容易升高   D. 用药浓度较成人低

  E. 骶管用药易向胸部硬膜外腔扩散

15. 对新生儿和婴儿肺部解剖和生理的描述,<u>错误</u>的是   ( )

  A. 肺泡数量少,潮气量小

  B. 肋骨中软骨成分多,增加了胸壁的顺应性

  C. 婴儿的功能性余气量(FRC)较小,故麻醉插管时易有低氧血症发生

  D. 和成人不同,缺氧和高碳酸血症可能不会刺激呼吸,反而抑制呼吸

  E. 膈肌和肋间肌中含Ⅰ型肌纤维多,故不易导致呼吸肌疲劳

16. 体重为 6 kg 的足月新生儿,手术前红细胞压积是 32%,如果临床估计的允许最低红细胞压积是 25%,最大的可允许失血量为   ( )

A. 130 ml   B. 110 ml

C. 90 ml   D. 70 ml

E. 50 ml

17. 体重 22 kg 正常发育的儿童,其气道维持的说法中**正确**的是   (   )

A. 接受疝气手术也可考虑使用 1.5 号的喉罩

B. 若使用气管插管全麻,应选择 ID 4.5 的导管

C. 气道最窄的地方为声带,最好使用无套囊的气管导管

D. 经口气管插管时插入深度约 12 cm

E. 麻醉结束拔管引起的喉痉挛,可以通过麻醉下拔管来减少发生率

18. 新生儿,2 周,关于其循环特点描述中**正确**的是   (   )

A. 左心室后负荷大

B. 心室顺应性好,收缩力强

C. 心输出量依赖心率代偿,故心率低于 100 次/分需予以关注并处理

D. 心肌对容量治疗敏感

E. 严重缺氧晚期常见心动过速

19. 婴幼儿由于其解剖和生理特点,下列关于阿片类药物的叙述**正确**的是

                                            (   )

A. 芬太尼引起的呼吸暂停发生率高于成人

B. 对舒芬太尼清除能力较成人低

C. 瑞芬太尼清除速度较成人更快,需要适当增加剂量

D. 吗啡对 6 个月内的婴儿不敏感,使用剂量较成人大

E. 婴幼儿本身心率较快,故阿片类药物引起的心动过缓罕见

A3/A4 型题

20—22 题共用题干

患儿,男性,6 岁,体重 21 kg,心肺功能正常,拟行扁桃体和腺样体联合切除手术。

20. 患者近期活动后偶有咳嗽,无明显咳痰,两肺听诊未闻及啰音,无明显流涕、发热等症状,下列叙述**错误**的是   (   )

A. 注意评估有无上呼吸道梗阻存在

B. 患儿可能存在咽腔狭小,影响插管视野

C. 上呼吸道感染可使喉痉挛和支气管痉挛发生率明显增高

D. 固体食物禁食 6 小时,清亮饮料禁饮 2 小时

E. 经评估患儿可安排手术

21. 患儿由于紧张不合作,无法完成静脉置管,决定采用七氟烷吸入麻醉诱

导,下列叙述正确的是 　　　　　　　　　　　　　　　（　　）

　A. 七氟烷 MAC 儿童与成人相似

　B. 七氟烷对气道虽无刺激性,但分泌物明显增多

　C. 七氟烷刺激小气道收缩

　D. 面罩给予 7%～8% 七氟烷＋氧气 6～8 L 快速诱导,睫毛反射消失后低
　　于 4% 七氟烷维持

　E. 诱导过程中发生心动过缓首先考虑使用阿托品治疗

22. 手术结束,患儿呼吸功能逐步恢复,下列叙述中错误的是 　　　　（　　）

　A. 观察和了解手术止血情况

　B. 充分清理呼吸道分泌物和血液

　C. 拔管时静脉麻醉比吸入麻醉更易发生喉痉挛

　D. 可等待患儿完全清醒后再拔管

　E. 拔管后注意观察有无气道梗阻

参 考 答 案

选择题

　1. B　　2. E　　3. D　　4. C　　5. A　　6. B　　7. B　　8. D　　9. D

　10. E　　11. B　　12. D　　13. E　　14. A　　15. E　　16. B　　17. E　　18. C

　19. C　　20. D　　21. D　　22. C

第十七节　产科麻醉

一、选择题

A1/A2 型题

1. 产妇行硬膜外穿刺易误入血管的主要原因 　　　　　　　　　　（　　）

　A. 硬膜外间隙血管怒张　　　　　　　B. 高血压

　C. 产妇血容量增加　　　　　　　　　D. 脊椎弯曲度改变

　E. 孕激素水平升高

2. 全麻下行剖宫产手术,以下药物会抑制子宫收缩,应慎用的是 　　（　　）

　A. 哌替啶　　　　　　　　　　　　　B. 氯胺酮

　C. 琥珀胆碱　　　　　　　　　　　　D. 氧化亚氮

　　E. 异氟醚

3. 仰卧位低血压综合征主要原因是因为增大的子宫压迫了　　　　（　　）

　　A. 下腔静脉　　　　　　　　　　　B. 髂内静脉

　　C. 髂外静脉　　　　　　　　　　　D. 髂总静脉

　　E. 子宫静脉

4. 关于剖宫产全麻用药的叙述，<u>错误</u>的是　　　　　　　　（　　）

　　A. 常规剂量的丙泊酚对孕妇和胎儿影响较小

　　B. 依托咪酯诱导后使新生儿体内的皮质醇有所降低

　　C. 七氟烷对新生儿的 Apgar 评分无明显影响

　　D. 如无禁忌，琥珀胆碱是剖宫产麻醉诱导的首选肌松剂

　　E. 顺式阿曲库铵很容易透过胎盘

5. 剖宫产麻醉时为防止仰卧位低血压综合征，<u>不恰当</u>的措施是　（　　）

　　A. 产妇取左侧倾斜 30°体位

　　B. 垫高产妇右髋部，使之左侧 20°～30°

　　C. 产妇取头高足低位

　　D. 常规开放上肢静脉，预防性输液扩容

　　E. 加强血压监测

6. 关于椎管内麻醉用于剖宫产，下列选项<u>不正确</u>的是　　　　（　　）

　　A. 用药剂量可比非孕妇减少 1/3

　　B. 局麻药中加 2 μg/ml 的芬太尼能提供更完善的麻醉效果

　　C. 穿刺置管应避免误入血管

　　D. 局麻药选择 0.75% 的丁哌卡因

　　E. 低血压时，如无心动过缓，优选去氧肾上腺素

7. 下列有关孕妇血流动力学改变的叙述，<u>错误</u>的是　　　　（　　）

　　A. 氧耗量增加　　　　　　　　　　B. 心排血量增加

　　C. 外周血管阻力增加　　　　　　　D. 水钠潴留

　　E. 子宫血流增加

8. 有关孕妇呼吸功能的变化，<u>错误</u>的说法是　　　　　　　（　　）

　　A. 肺活量无明显变化　　　　　　　B. 分钟通气量增加

　　C. 功能残气量下降　　　　　　　　D. 潮气量下降

　　E. 肺泡弥散正常

9. 羊水栓塞早期一般<u>不出现</u>的病理生理改变是　　　　　　（　　）

　　A. 急性呼吸困难　　　　　　　　　B. 肺动脉高压

　　C. 过敏性休克　　　　　　　　　　D. 弥散性血管内凝血

　　E. 急性左心衰竭

10. HELLP 综合征指的是 （　　）

　　A. 妊娠期水肿＋高血压

　　B. 妊娠期高血压＋蛋白尿

　　C. 先兆子痫＋妊娠期高血压

　　D. 妊娠期高血压伴溶血、肝酶增高、血小板减少等

　　E. 子痫＋妊娠期高血压

11. 预防产妇误吸,有关术前禁食<u>正确</u>的做法是 （　　）

　　A. 禁食 5 小时　　　　　　　　B. 禁食 6 小时

　　C. 禁食 7 小时　　　　　　　　D. 禁食 8 小时

　　E. 均应以饱胃处理

12. 腰-硬联合麻醉下行剖宫产术,最合适的麻醉平面上界为 （　　）

　　A. T_6　　　B. T_2　　　C. T_{10}　　　D. T_8　　　E. T_4

13. 下列关于羊水栓塞的复苏处理,<u>错误</u>的是 （　　）

　　A. 早期可使用小剂量肝素

　　B. 对宫腔出血和凝血障碍者,禁用抗纤溶药

　　C. 立即行气管内插管,控制呼吸

　　D. 应给予纯氧人工通气

　　E. 循环虚脱时可使用肾上腺素

14. 下列哪种麻醉药一般<u>不用于</u>分娩镇痛 （　　）

　　A. 芬太尼　　　　　　　　　　B. 利多卡因

　　C. 丁哌卡因　　　　　　　　　D. 罗哌卡因

　　E. 吗啡

15. 下列哪项因素对药物透过胎盘的影响最小 （　　）

　　A. 胎盘的位置　　　　　　　　B. 药物蛋白结合度

　　C. 药物的相对分子量　　　　　D. 药物的脂质溶解度

　　E. 胎儿缺氧

16. 患者,女性,24 岁,孕 36 周,饭后 2 小时,因阴道无痛性出血急诊入院。诊断为前置胎盘,拟<u>终止</u>妊娠。入室时血压 80/50 mmHg,心率 119 次/分。以下处理哪项是<u>正确</u>的 （　　）

　　A. 选择清醒插管全身麻醉　　　B. 选择椎管内麻醉

　　C. 满足禁食时间后再手术　　　D. 建议自体血回输

　　E. 预防性给予肝素

17. 关于产科麻醉,下列说法<u>错误</u>的是 （　　）

　　A. 氧化亚氮用于产科,不易通过胎盘

　　B. 仰卧时易引起低血压综合征

    C. 全身麻醉时要注意呕吐

    D. 氯胺酮禁用于妊娠高血压综合征产妇的剖宫产

    E. 硬膜外阻滞为剖宫产的首选麻醉方法

18. 最适合用于剖宫产的肌肉松弛药是　　　　　　　　　　　　　　（　　）

    A. 维库溴胺　　　　　　　　　　　　B. 琥珀胆碱

    C. 阿曲库胺　　　　　　　　　　　　D. 泮库溴铵

    E. 哌库溴胺

19. 硬膜外麻醉用于无痛分娩,说法正确的是　　　　　　　　　　　（　　）

    A. 适用于原发性和继发性宫缩无力者

    B. 可使第二产程缩短

    C. 适用于产程进展缓慢的产妇

    D. 适用于存在仰卧位低血压综合征的产妇

    E. 对初产妇、子宫强直收缩疼痛剧烈有镇痛要求的产妇

20. 有关羊水栓塞的陈述,错误的是　　　　　　　　　　　　　　　（　　）

    A. 羊水经子宫小静脉或血窦进入母体

    B. 常栓塞于母体脑组织中　　　　　C. 发生休克

    D. 病人可突然发生意识消失、抽搐　　E. 凝血障碍

21. 某产妇在连续硬膜外麻醉下行剖宫产术,平卧后给试验剂量 2 分钟后产妇出现头晕、心悸,血压降至 80/56 mmHg,心率增至 120 次/分,最可能的诊断为　　　　　　　　　　　　　　　　　　　　　　（　　）

    A. 局麻药过敏　　　　　　　　　　　B. 全脊椎麻醉

    C. 仰卧位低血压综合征　　　　　　　D. 肾上腺素反应

    E. 局麻药毒性反应

22. 产妇,36 岁,孕 39^{+4} 周,身高 159 cm,体重 101 kg,行剖宫产术,有关麻醉管理不正确的做法是　　　　　　　　　　　　　　　　　　（　　）

    A. 应首选椎管内麻醉

    B. 应视为困难气道,作好相应准备

    C. 不能选择全身麻醉

    D. 术后应首选椎管内镇痛

    E. 防治低血压

23. 有关妊娠呼吸系统变化,下列描述不正确的是　　　　　　　　　（　　）

    A. 功能余气量下降　　　　　　　　　B. 分钟通气量增加

    C. 存在过度通气和呼吸性碱中毒　　　D. 呼吸频率增加,肺活量下降

    E. 补呼气量下降

24. 抢救新生儿窒息的首要措施是　　　　　　　　　　　　　　　　（　　）

A. 清理呼吸道   B. 加压给氧

C. 人工呼吸   D. 给予碳酸氢钠

E. 给予呼吸兴奋剂

25. 新生儿出生后 5 分钟,下列因素中与其肌张力降低无关的是   (   )

A. 缺氧   B. 产妇使用瑞芬太尼

C. 中枢神经受损   D. 产妇使用咪达唑仑

E. 重症肌无力

26. 重度妊高征麻醉处理要点,<u>不包括</u>   (   )

A. 术前应认真评估,完善相关检查

B. 应注意镇静解痉降压药的副作用对麻醉的影响

C. 忌行椎管内麻醉

D. 术中应加强血流动力学监测

E. 麻醉前可能存在不同程度脱水、低钠血症、低血容量,应注意纠正

27. 新生儿复苏时最佳的给药途径是   (   )

A. 心脏穿刺注射   B. 颈内静脉注射

C. 气管给药   D. 脐静脉注射

E. 头皮静脉穿刺注射

28. 我国妊娠期糖尿病的诊断采用 75 g 葡萄糖试验,<u>不包括</u>   (   )

A. 空腹血糖≥5.6 mmol   B. 1 h 血糖≥10.6 mmol

C. 2 h 血糖≥9.2 mmol   D. 3 h 血糖≥8.1 mmol

E. 1 h 血糖≥11.1 mmol

29. 对于妊娠期糖尿病患者的麻醉处理,<u>错误</u>的是   (   )

A. 首选椎管内麻醉,其次全身麻醉

B. 麻醉诱导前输注葡萄糖,防止产妇及胎儿低血糖

C. 糖尿病产妇的胎儿比非糖尿病产妇的胎儿更易患低氧血症和低血压

D. 睡眠可减弱胰岛素治疗的糖尿病患者对低血糖的调节反应,全麻时应监测血糖浓度,避免低血糖的发生

E. 注意产妇可能出现的插管困难

30. 有关妊娠合并重度二尖瓣关闭不全患者麻醉中管理,<u>错误</u>的是 (   )

A. 避免外周血管阻力增加

B. 低血压时,去氧肾上腺素优于麻黄碱

C. 全身麻醉时避免心肌抑制

D. 避免低氧、高碳酸血症和酸中毒等

E. 注意回心血量,防止产后急性血容量增加

A3/A4 型题

31—32 题共用题干

患者,女性,35 岁,妊娠高血压综合征,剖宫产术前憋喘,不能平卧,全麻手术后入 PACU,气管插管机械通气,血压 190/110 mmHg,心率 120 次/分,两肺底吸气可闻及大量湿啰音。

31. 目前最可能的诊断是　　　　　　　　　　　　　　　　　　（　　）

　　A. 支气管哮喘　　　　　　　　B. 输血输液过多

　　C. 急性左心衰竭　　　　　　　D. 急性右心衰竭

　　E. 非心源性肺水肿

32. 目前宜采取的处理措施是　　　　　　　　　　　　　　　　（　　）

　　A. 大量利尿＋血管扩张剂＋PEEP

　　B. 利尿＋加大镇静肌松剂剂量

　　C. 洋地黄＋血管扩张剂

　　D. β 受体阻断剂＋洋地黄

　　E. 大量利尿,尽快撤离呼吸机并拔除气管插管

二、简答题

1. 简述产科手术的麻醉特点。

2. 简述产科麻醉中麻醉药对胎儿及新生儿可能的影响。

3. 孕妇行非产科手术的麻醉应注意哪些问题?

4. 简述剖宫产手术使用椎管内麻醉的优缺点。

参 考 答 案

一、选择题

1. A

2. E　**解析**:异氟烷可引起与剂量相关的子宫收缩抑制,浅麻醉时对子宫抑制不明显,对胎儿也无明显影响;深麻醉时对子宫有较强的抑制,易引起子宫出血;同时可降低子宫血液灌流对胎儿不利。

3. A　**4.** E　**5.** C　**6.** D　**7.** C

8. D　**解析**:妊娠期为了适应母体需氧量与排出二氧化碳增多的需要,孕妇每分通气量渐进性增加,主要是由于潮气量的增加,因为呼吸频率几乎没有改变。

9. E　**10.** D　**11.** E

12. D 解析: 麻醉阻滞平面和血压较易调控,阻滞范围可不超过 T_8,可解除宫缩痛而对胎儿呼吸循环无不良影响。

13. B 14. E 15. A 16. A 17. A

18. B 解析: 琥珀胆碱:起效快,作用迅速、完善而且时效短,该药脂溶性较低,且迅速被胆碱酯酶分解,故其常用剂量极少向胎儿移行,新生儿体内亦无此药。

19. E 20. B 21. C 22. C 23. D 24. A 25. B 26. C 27. D

28. E

29. B 解析: 麻醉诱导前应用无糖液体进行输注。含糖液体使产妇出现高血糖危险的同时,新生儿低血糖的危险也增加。

30. B 31. C 32. A

二、简答题

1. 简述产科手术的麻醉特点。

(1) 妊娠后机体和脏器功能发生变化,必须针对这些改变进行麻醉处理,既要满足手术要求,又要保证母子安全;

(2) 部分孕妇并存心脏病、糖尿病、病毒性肝炎等疾病,或合并病理妊娠,给麻醉管理带来困难;

(3) 须全面考虑麻醉用药对产妇和胎儿的影响,麻醉方法应力求简单、安全;

(4) 急诊手术多,应了解病理产程的经过,全面评估;

(5) 呕吐、误吸是产妇死亡的主要原因之一,应做好术前准备和各种急救措施。

2. 简述产科麻醉中麻醉药对胎儿及新生儿可能的影响。

(1) 绝大多数麻醉性镇静、镇痛药都容易通过胎盘,且对胎儿有一定的抑制作用,应避免大剂量、长时间使用。

(2) 胎盘膜和血脑屏障一样都是脂质屏障,凡脂溶性高、相对分子量小、电离度小的物质均易通过胎盘。各类肌松药都具有高度的水溶性和高离解度,不容易通过胎盘,对胎儿影响轻微。

(3) 吸入性麻醉药可抑制子宫收缩,但对胎儿无明显影响。

(4) 在椎管内麻醉时,各类局麻药都有少量通过胎盘,被胎儿代谢或稀释。在临床剂量下,对胎儿无明显影响。

3. 孕妇行非产科手术的麻醉应注意哪些问题?

(1) 孕妇妊娠期间正常生理改变。

(2) 麻醉和手术对胎儿的潜在影响。如果可能,局部麻醉或者椎管内麻醉更可取,发生胎儿药物暴露和孕妇围术期并发症的风险最低。

（3）子宫胎盘灌注和胎儿氧合的维持。如果麻醉深度不够，手术疼痛刺激产生的儿茶酚胺可引起子宫动脉血管收缩，子宫动脉灌注降低。应维持高氧浓度，积极补液，必要时分次使用麻黄碱以避免低血压。肾上腺素和去甲肾上腺素可降低子宫胎盘灌注。

（4）实际临床问题，如手术时机、胎儿监测、误吸预防、下腔静脉压迫综合征等。妊娠3个月内尽量避免选择性手术，因为容易发生流产。

（5）对孕妇进行心理咨询与安慰。

4. 简述剖宫产手术使用椎管内麻醉的优缺点。

（1）优点：

① 使新生儿更少暴露于可能的药物抑制作用之下；

② 保持产妇意识清醒，减少误吸的危险性；

③ 可选择阿片类药物进行椎管内术后镇痛；

④ 费用低，患者满意度高。

（2）缺点：

① 麻醉操作所需时间长；

② 仰卧低血压发生率高；

③ 阻滞效果不一定很完善；

④ 无法有效控制气道和通气。

第十八节　老年患者的手术麻醉

一、选择题

A1/A2 型题

1. 下列老年人药理学变化的叙述，错误的是　　　　　　　　　　（　　）

    A. 循环系统中血清蛋白含量降低，与蛋白结合的麻醉药应减量

    B. 肝肾功能降低，麻醉药清除时间延长

    C. 对吸入麻醉药不敏感

    D. 药物副作用的发生率增加

    E. 对麻醉药的需要量呈现年龄相关性减少

2. 老年病人吸入麻醉加深慢的主要原因是　　　　　　　　　　（　　）

    A. 气道阻力小　　　　　　　　　B. 心排血量低

    C. 肺活量大　　　　　　　　　　D. 功能残气量增加

    E. 肺内分流率高

3. 老年人全身麻醉的注意事项中,<u>不正确</u>的是 （　　）

    A. 诱导要平稳

    B. 保持呼吸道通畅及充分的氧供

    C. 麻醉宜浅

    D. 宜选择对肝肾功能影响小的药物

    E. 长时间的手术避免术中低体温

4. 下列有关老年人麻醉选择的叙述,错误的是 （　　）

    A. 在满足手术需要的情况下优先选择全身麻醉

    B. 硬膜外局麻药扩散较广

    C. 局部麻醉对老人的生理干扰小

    D. 麻醉性镇痛药应减少量

    E. 硬膜外麻醉应选用作用时间较短的局麻药

5. 老年人<u>不适宜</u>应用洋地黄的情况是 （　　）

    A. 阵发性室上性心动过速　　　B. 充血性心力衰竭

    C. 左心舒张末前后径 68 mm　　D. 房颤伴心室率快

    E. 房室传导阻滞

6. 评估老年人心血管功能最重要的是了解 （　　）

    A. 血压　　　　　　　　　　　B. ASA 分级

    C. 心率　　　　　　　　　　　D. 心储备功能

    E. 冠状动脉狭窄程度

7. 老年人脆弱肺功能早期预警的叙述中,<u>不包括</u> （　　）

    A. 气道压升高

    B. 氧合指数(PaO_2/FiO_2)术前正常,术中<300 mmHg

    C. 呼气末二氧化碳波形改变

    D. $PetCO_2$能准确反映 $PaCO_2$

    E. 呼吸次数与节律变化

8. 老年人术前心率低于 50 次/分,其检查首选 （　　）

    A. 超声心动图检查　　　　　　B. 安装心脏起搏器

    C. 心电图检查　　　　　　　　D. 阿托品试验

    E. 心胸比值测定

9. 下列选项中<u>不属于</u>老年人心脏前负荷监测指标的是 （　　）

    A. 中心静脉压(CVP)　　　　　B. 肺动脉楔压(PAWP)

    C. 每搏量变异度(SVV)　　　　D. 脉搏波变异指数(PVI)

    E. 有创动脉血压(IBP)

10. 关于老年人麻醉的叙述,<u>错误</u>的是 （　　）

A. 老年人心排量较年轻人减少 30%～40%

B. 口咽部软组织松弛,易发生舌后坠

C. 用东莨菪碱替代阿托品作为术前用药

D. 高血压患者的抗高血压治疗应持续到麻醉前

E. 动脉血氧分压随年龄的增长而降低

11. 关于老年人术中输血管理,叙述错误的是　　　　　　　　　　　　（　　）

A. 原则上应尽量减少异体血的输注

B. 对于非肿瘤手术,主张自体血回输

C. 推荐输注红细胞与新鲜冷冻血浆比例为 1∶1

D. 条件允许时进行凝血功能监测

E. 应对输血输液进行加温处理

12. 老年病人术中辅助镇静原则不包括　　　　　　　　　　　　　　（　　）

A. 神经阻滞效果确切时可给予任何辅助镇静药物

B. 如需辅助镇静,推荐使用右美托咪定

C. 防治过度镇静导致呼吸抑制

D. 应从小剂量逐渐滴定

E. 神经阻滞效果欠佳时,应适时改全身麻醉

13. 合并帕金森病的老年患者的麻醉处理,错误的是　　　　　　　　（　　）

A. 由于左旋多巴的半衰期短,围术期应持续服用抗帕金森病药物

B. 吩噻嗪、丁酰苯、甲氧氯普胺等药物具有抗多巴胺能作用,禁用于帕金森病患者,以免加重症状

C. 麻醉诱导时,尤其是长期服用左旋多巴的患者血流动力学波动较大

D. 全麻诱导时可联合使用氯胺酮,避免血压剧降

E. 患者可能伴有咽喉部肌张力障碍,麻醉时发生气道梗阻、喉痉挛和误吸的风险较高

14. 患者,男性,72 岁,硬膜外阻滞麻醉下行阑尾切除术,因效果不佳,追加氯胺酮 50 mg,患者血压 180/100 mmHg,心率 120 次/分。半小时后,患者突然大汗淋漓,呼吸困难,发绀,血压 80/60 mmHg,心率 140 次/分。此时,最有可能出现的情况是　　　　　　　　　　　　　　　　（　　）

A. 心源性休克　　　　　　　　　　B. 出血性休克

C. 电解质紊乱　　　　　　　　　　D. 癔症

E. 感染性休克

A3/A4 型题

15—19 题共用题干

患者,男性,80 岁。拟行胆囊切除术。有活动后胸前不适感。

15. 病人最有可能有 （ ）
    A. 冠心病   B. 胸膜炎
    C. 肺心病   D. 支气管炎
    E. 肾结石

16. 术前检查哪一项对麻醉最重要 （ ）
    A. 胃镜   B. 心电图
    C. 肝功能   D. 血气分析
    E. 胃肠造影

17. 围术期要重点预防 （ ）
    A. 心肌梗死   B. 肺栓塞
    C. 脑出血   D. 肺水肿
    E. 肺栓塞

18. 手术中应特别注意监测 （ ）
    A. SpO_2 B. 心电图
    C. 呼吸末二氧化碳   D. 心率
    E. 直接动脉压

19. 若患者心前区疼痛加剧,诊断为急性心肌梗死,经住院治疗得到控制后出院,手术一般至少要延期到 （ ）
    A. 1 个月后   B. 2 个月后
    C. 3 个月后   D. 6 个月后
    E. 12 个月后

二、简答题

1. 简述老年患者全身麻醉诱导注意事项。
2. 试述老年患者的手术麻醉处理原则。
3. 简述老年患者脊麻的特点。
4. 简述老年患者麻醉的循环系统常见并发症如何处理。

参 考 答 案

一、选择题

1. C

2. D　解析:老年人功能余气量增加,使吸入麻醉加深较慢,苏醒过程延长。

3. C　解析:一般而言,老年病人麻醉维持不宜过深,但镇痛要完全,同时也应避免过浅的麻醉引起的术中知晓。

4. A

5. E　解析:强心苷类用于房室传导阻滞、肥厚性梗阻性心肌病。

6. D　**7.** D

8. D　解析:老年人多有心动过缓,如术前心率经常低于 60 次/分,应作阿托品试验了解窦房结功能。

9. E

10. C　解析:麻醉前使用东莨菪碱、阿托品类药物,易使老年人产生口干等不适,除非有明确指征,否则宜尽量省却,必要时可在麻醉过程中经静脉给药。伴心动过缓的老年人全身麻醉前可给予阿托品。东莨菪碱的中枢作用强于阿托品,在老年人易引起谵妄,宜慎用。

11. C　**12.** A

13. D　解析:心脏兴奋增加发生心律失常风险,故禁用氯胺酮。

14. A　**15.** A　**16.** B　**17.** A　**18.** B　**19.** D

二、简答题

1. 简述老年患者全身麻醉诱导注意事项。

(1) 诱导用药宜小剂量缓慢推注,少量递增,严密观察。依托咪酯对血流动力学影响小,常选用。

(2) 麻醉诱导前应适当补液,全身情况较差或者血容量不足的老年人应减少诱导用药剂量。

(3) 高血压和心肌缺血者,应预防喉镜操作引起心动过速和血压升高,可在插管前给予表面麻醉,静脉注射少量利多卡因或者芬太尼,抑制过度心血管反射。

(4) 牙齿松动脱落较多,气道管理常较困难。

(5) 老年人对通气不足引起缺氧的耐受时间缩短,要求充分吸氧去氮,迅速插管。

(6) 避免快速诱导后及翻身摆体位引起的剧烈血压波动。

2. 试述老年患者的手术麻醉处理原则。

（1）做好术前评估，正确了解其重要器官的功能状态。

（2）积极术前准备，最大限度改善疾病造成的生理改变。

（3）在保证病人安全和满足手术需要的基础上，选择对其生理功能扰乱最小的麻醉。

（4）选择对呼吸循环影响小的麻醉药物，用药剂量应酌减，给药间隔应延长。

（5）诱导期注意维持血流动力学稳定，避免缺氧时间过长。

（6）维持期注意维持呼吸循环功能稳定，保持呼吸道通畅，控制输液量。

（7）苏醒期注意防止呼吸功能恢复不全引起的一系列并发症。

3. 简述老年患者脊麻的特点。

（1）起效快、扩散广、作用时间延长，因此用药量应酌情减少，一般减量 $1/3 \sim 1/2$。

（2）麻醉效果完善，脊麻后头痛较少。

（3）脊麻对血流动力学的影响较硬膜外麻醉大，但通过积极补液和控制平面（常控制在 T_{10} 以下），适当应用血管活性药物，仍然可以安全应用于下肢、肛门和会阴部手术。

4. 简述老年患者麻醉的循环系统常见并发症如何处理。

（1）高血压：多由于麻醉过浅或伤害性刺激过强所致。加深麻醉或者给予血管扩张药一般均可控制。

（2）低血压：主要是术前血容量不足，术中失血量过多，液体量补充不足所致。

（3）心律失常：术中心率紊乱多由于血压上下波动过剧造成心肌供血不足，或因为通气不良造成缺氧和二氧化碳蓄积所致。对原发病应做相应处理，心律失常一般可逐渐消失。对于消除诱因后仍未能恢复正常者，可给予抗心律失常药物。

（4）心功能不全：发生心力衰竭时应严格控制输液量，应用洋地黄增强心脏收缩力和利尿剂减低心脏的前负荷。明显肺水肿和呼吸困难者，可作气管插管和呼气末正压通气。

第十九节 心血管疾病患者非心脏手术的麻醉

一、选择题

A1/A2 型题

1. 心脏病患者行非心脏手术麻醉时危险性较小的属于 （ ）

    A. 奔马律,颈静脉压升高   B. 偶发房性期前收缩

    C. Ⅱ度房室传导阻滞   D. 6 个月内发生过心肌梗死

    E. 室性期前收缩＞5 次/分

2. 关于缺血性心脏病患者非心脏手术的麻醉处理,<u>正确</u>的是 （ ）

    A. 术前禁用麻醉性镇痛药,以免掩盖病情

    B. 术前常规进行冠脉造影检查,以便对病情进行准确判断

    C. 为减轻心脏后负荷,术中常规进行控制性降压处理

    D. 合并严重贫血患者,应于术前纠正

    E. 若采用全身麻醉,麻醉深度宜浅,以免造成心功能抑制

3. 二尖瓣狭窄的主要生理病理改变是 （ ）

    A. 右房压力负荷过重   B. 左房压力负荷过重

    C. 右室压力负荷过重   D. 左室压力负荷过重

    E. 左室容量负荷过重

4. 关于冠心病患者非心脏手术的麻醉管理,<u>正确</u>的是 （ ）

    A. 主张采用浅麻醉,保持心肌充分的应激水平

    B. 保持心肌氧供与氧需之间的平衡

    C. 主张过度通气,避免缺氧与二氧化碳蓄积

    D. 充分输血输液,保证心脏的充盈

    E. 心率越慢越好

5. 下列关于高血压患者术中麻醉管理的描述,<u>正确</u>的是 （ ）

    A. 术前必须将血压控制在正常范围,且日间无波动

    B. 注意高血压患者心、脑、肾血流自身调节下限的上移

    C. 尽量在术前停用所有抗高血压药,避免术中发生严重低血压

    D. 舒张压在 100～115 mmHg 的高血压,麻醉危险性与一般患者相仿

    E. 重度高血压患者应在术前一天使用大剂量利尿剂以助降压

6. 高血压患者的危险性与下列诸多因素有关,但<u>不包括</u> （ ）

    A. 高血压严重程度   B. 高血压持续时间

C. 重要脏器功能状态   D. 有无并发症

E. 服药时间长短

7. 患者,女性,60 岁,既往有冠心病史 5 年,剧烈活动后偶有心前区疼痛。因患胃癌拟行胃大部切除术,入院后心电图示胸导联广泛 T 波改变,胸片未见异常,该患者麻醉诱导<u>错误</u>的是   (   )

A. 诱导可用咪唑安定加依托咪酯,心功能良好者,可慎用异丙酚

B. 插管前可使用咽喉表面麻醉,减轻插管时心血管反应

C. 复合使用瑞芬太尼时,应注意其血管扩张作用

D. 诱导首选阿曲库铵

E. 如果血压正常,心率 50 次/分以上,可不处理

8. 应建议延期进行择期手术的血压范围是   (   )

A. 血压>140/90 mmHg   B. 血压>160/90 mmHg

C. 血压>160/100 mmHg   D. 血压>180/110 mmHg

E. 血压>180/100 mmHg

9. 患者,男性,78 岁,高血压,房颤病史多年,自服药物控制,近一年有活动后胸前不适感,休息后缓解。因胆囊炎拟行胆囊切除术,此类患者术前准备哪项<u>不正确</u>   (   )

A. β受体阻滞剂应继续使用至手术当天

B. 术前可使用哌替啶镇痛

C. 抗胆碱药宜慎用

D. 术前可给予硝酸甘油降压,扩张冠状动脉

E. 术前应停用洋地黄,以防止洋地黄中毒

10. 患者,女性,65 岁,BMI 31 kg/m²,冠心病史 10 多年。因胆石症拟行胆囊切除和胆总管探查术。患者主诉偶有心悸、心跳不规则。入室血压 175/102 mmHg,脉搏 103 次/分。针对该患者的麻醉管理,<u>错误</u>的是 (   )

A. 总体上血压应正常或稍高些

B. 心率在 60~80 次/分为最佳

C. 术中可过度通气,提高吸入氧浓度

D. 手术结束后不应使用新斯的明拮抗肌松

E. 术后镇痛不宜使用 NSAIDs

11. 患者,女性,68 岁,既往冠心病史多年。两周前因突发头痛入院,诊断左前交通动脉瘤,予卧床、脱水控制血压及对症治疗。现拟行"动脉瘤夹闭术",如术中行控制性降压,最宜选用的降压药物是   (   )

A. 异氟烷   B. 硝普钠

C. 硝酸甘油   D. 尼群地平

E. 前列腺素 E_1

12. 患者,男性,62 岁,因左腹股沟斜疝行修补术。患者 2 个月前曾因心肌梗死住院治疗得到控制,最佳的手术时机应为 （　）

    A. 现在

    B. 1 个月后

    C. 2 个月后

    D. 4 个月后

    E. 6 个月后

13. 心脏病患者非心脏手术术前准备时,哪项<u>不是</u>安装心脏起搏器的适应证 （　）

    A. Ⅲ度房室传导阻滞

    B. Ⅱ度一型房室传导阻滞

    C. Ⅱ度二型房室传导阻滞

    D. 有反复晕厥史的心动过缓

    E. 室内传导异常需行心脏再同步化治疗

14. 以下抗高血压药物的使用<u>不正确</u>的是 （　）

    A. 术前可以不停用利尿药

    B. ACEI 会增加术中低血压的风险

    C. 术前必须停用 β 受体阻滞剂以免术中心肌抑制

    D. 长期服用利舍平的患者术前可停服 7 天改其他降压药

    E. 钙通道阻滞剂应持续用到术晨

15. 在冠心病患者非心脏手术麻醉管理中,下列措施对降低心肌氧耗无效的是 （　）

    A. 降低心率

    B. 缩小心室舒张容积

    C. 降低心肌收缩力

    D. 增加心脏前负荷

    E. 主动脉球内反搏术

16. 患者,男性,68 岁,有 20 余年高血压病史,平素不规则服药,血压控制欠佳。一小时前在浴室洗澡时突然晕倒,查头颅 CT 提示脑出血,急诊手术,入手术室血压 200/110 mmHg,首先应 （　）

    A. 控制血压

    B. 降低颅压

    C. 过度通气

    D. 控制癫痫

    E. 控制输液

17. 患者,女性,58 岁,有高血压病史 10 余年,平素规则服药,血压控制一般。近日因子宫内膜癌,拟全麻下手术治疗。关于高血压患者术前用药,下列说法中<u>不正确</u>的是 （　）

    A. 高血压药应该一直服用至手术当日

    B. 使用单胺氧化酶抑制剂的患者,择期手术前应停药或改换其他药物

    C. 术前使用利舍平降压者,术中要注意间接升压药的升压效果

    D. 服用 ACEI 或 ARB 的患者,术中不容易导致低血压

E. 术前使用利尿剂者,术中易合并低血容量、电解质紊乱、酸碱失衡等

18. 患者,男性,77岁,既往高血压病史20年,不规则服用抗高血压药物,血压控制不够理想。因左下肺癌拟在全麻下行左下肺叶切除,术前监测血压在 160~190/100~110 mmHg 之间波动,该患者麻醉特点**不包括**（　　　）

A. 术中易诱发脑血管意外

B. 术中易诱发癫痫发作

C. 术中易诱发心肌缺血

D. 全身麻醉诱导中血压波动剧烈

E. 伴有心功能不全时,术中易诱发急性左心衰竭

19. 患者,男性,74岁,高血压病史25年,未正规服用抗高血压药物治疗。术前查体心率100次/分,血压185/125 mmHg,心电图示左室高电压,ST-T改变,超声心动图示主动脉弹性差,室间隔增厚,EF64%,肝肾功能无异常。拟择期行斜疝修补术,**正确**的麻醉处理是（　　　）

A. 硬膜外阻滞麻醉下斜疝修补术

B. 腰-硬联合阻滞麻醉下斜疝修补术

C. 延期手术,进一步做好术前准备

D. 静吸复合全身麻醉下斜疝修补术

E. 局部麻醉下斜疝修补术

20. 对于下列心律失常的患者,围术期处理**不正确**的是（　　　）

A. 窦性心律不齐一般无临床意义

B. 室性期前收缩>5次/分,或呈二联律三联律、或成对出现、或多源性、或 R on T,宜推迟手术

C. 房颤患者麻醉前宜将心率控制在80次/分

D. 左束支阻滞多为良性,麻醉可无顾虑

E. 对有双分支阻滞患者施行麻醉时应作好心脏起搏的准备

21. 患者,女性,74岁,房颤病史10年,心功能Ⅱ级。入院行食管癌根治手术,术前心电图提示房颤心律,心室率68次/分,围术期首先要注意的并发症是（　　　）

A. 呼吸功能不全　　　　　　　　B. 肾功能不全

C. 低钾血症　　　　　　　　　　D. 低钠血症

E. 外周动脉栓塞

22. 患者,女性,42岁。患者3个月前因心慌、呼吸困难在当地医院确诊为房颤,伴重度二尖瓣狭窄,予对症处理后好转出院。3小时前因急性右上腹痛再次入院,诊断为急性胆囊炎行急诊手术。术中突然出现心动过速,心率>140次/分,其最可能发生的并发症是（　　　）

A. 急性左心衰竭   B. 心肌缺血

C. 三度房室传导阻滞   D. 急性肺水肿

E. 外周动脉栓塞

23. 患者,男性,47 岁,有风心病二尖瓣狭窄病史,房颤 8 年。因颅内肿瘤行开颅肿瘤切除术,入室后出现心率增快达 160 次/分,处理<u>不正确</u>的是 ( )

A. 静脉给予小剂量吗啡   B. 静脉给予小剂量洋地黄类药物

C. 静脉给予小剂量艾司洛尔   D. 采用电复律

E. 控制输液 ,严密监测血流动力学

24. 患者,女性,27 岁,妊娠 36 周。两年前因二尖瓣狭窄行球囊扩张术,手术后一直口服阿司匹林至本次怀孕时停服。现因胸闷、夜间不能平卧十余天入院,入院查体双肺底可闻及少量湿啰音、双下肢水肿(＋＋),轻微活动症状明显加重。心脏彩超:二尖瓣口面积 1.42 cm²、重度二尖瓣反流。该产妇选择何种麻醉方法比较合适 ( )

A. 局部麻醉   B. 神经安定镇痛

C. 全身麻醉   D. 腰麻、硬膜外联合阻滞麻醉

E. 静吸复合麻醉

25. 患者,女性,23 岁,既往主动脉瓣关闭不全病史 3 年。现因急性阑尾炎入院,该患者麻醉处理原则<u>不正确</u>的是 ( )

A. 减慢心率以降低心肌氧耗

B. 降低前负荷,以减轻左室过度扩张

C. 降低后负荷,以减少反流

D. 避免任何原因抑制心肌使其收缩力减弱

E. 避免心动过缓以减少舒张期血液反流

26. 近年来,随着 MINS(myocardial injury after noncardiac surgery)概念的提出,作为独立预警信号出现,并且 2014 欧洲麻醉指南建议作为高危患者大型手术围术期心脏风险分层的标志物是 ( )

A. 尿素氮   B. 肌钙蛋白

C. 肌酸激酶同工酶   D. 肌红蛋白

E. 乳酸脱氢酶

27. 患者,女性,43 岁,慢性缩窄性心包炎病史 6 年。本次入院行腹部肿瘤切除手术,在该病人的麻醉处理中,提高心排血量最有效的办法是 ( )

A. 提高左心室舒张末压   B. 增快心率

C. 使用升压药   D. 大量输液以提高心脏前负荷

E. 采用 PEEP 以提高回心血量

28. 患者,男性,54 岁,确诊肥厚性梗阻性心肌病 3 年。因胃溃疡行胃大部切除术,麻醉诱导后血压由 130/80 mmHg 降至 100/55 mmHg,心率由 80 次/分至 95 次/分,首选的处理为 （ ）

  A. 多巴胺   B. 麻黄碱

  C. 头低足高体位   D. 加快输液

  E. 盐酸去氧肾上腺素

29. 患者,女性,60 岁,重度肥厚性梗阻性心肌病患者。该患者若行非心脏手术,麻醉期间一旦出现下列哪种情况将导致灾难性意外发生 （ ）

  A. 心功能抑制   B. 室性期前收缩

  C. 丧失窦性节律   D. Ⅰ度房室传导阻滞

  E. 心前区收缩期杂音

30. 对于合并脑卒中以及 TIA 病史的患者,围术期管理要点<u>除外</u> （ ）

  A. 术中需维持全身氧供需平衡

  B. 患者的血压应维持在平静状态时血压的±20%

  C. 术中血压应维持在平静状态时血压的基线水平至＋20%

  D. 维持血压可选用去氧肾上腺素

  E. 严密监测血流动力学变化

31. 先天性心脏病患者出现下列哪种情况麻醉风险最大 （ ）

  A. 房性早搏   B. 艾森曼格综合征

  C. 活动后心悸   D. 心脏杂音粗糙而响亮

  E. 胸片示肺纹理增多

32. 患者,男性,66 岁,因冠心病收治入院,拟行冠状动脉搭桥术。术前查经胸超声心动图（TTE）示:各房室内径正常,室间隔基底段增厚,厚度约 13 mm,左室后壁无增厚,静息状态下左室前壁运动稍减弱,LVEF 57%,二尖瓣前向血流频谱示 E/A 0.6,左室壁二尖瓣环（TDI）e'/a' 0.5,根据 TTE 检查,该患者心功能改变是 （ ）

  A. 右心室舒张功能异常   B. 左心室前负荷增加

  C. 左心室收缩功能异常   D. 左心室舒张功能异常

  E. 右心室收缩功能异常

33. 关于法洛四联症患者的经胸或经食管超声心动图检查的结果,叙述<u>正确</u>的是 （ ）

  A. 绝大多数患者存在室间隔缺损,多普勒显示为左向右分流

  B. 超声显示右心室肥厚,表明患者存在肺动脉高压

  C. 绝大多数患者三尖瓣跨瓣压差显著增加,提示存在肺动脉高压

  D. 主动脉瓣骑跨于室间隔骑跨度越大,提示病情越重

E. 由于肺动脉高压,超声显示肺动脉主干增宽

A3/A4 型题

34—37 题共用题干

患者,男性,73 岁,因右腹股沟斜疝近期多次发作,收住入院,拟行斜疝修补术,有高血压病史 10 年,平时可行一般体力家务劳动,劳累后偶感心慌、胸闷,休息后可缓解,规则服用降压药(β 受体阻滞药),屏气能维持 25 s。

34. 为了对该患者心脏功能做术前评估,应先作哪项检查　　　　　(　　)
    A. ECG　　　　　　　　　　　　B. X 线胸片
    C. 心脏彩超　　　　　　　　　　D. 心脏冠脉造影
    E. 经食管超声心动图

35. 该病患服用的降压药应　　　　　　　　　　　　　　　　　(　　)
    A. 术前 7 天停服　　　　　　　　B. 术前 5 天停服
    C. 术前 3 天停服　　　　　　　　D. 术前 1 天停服
    E. 应用至手术当日

36. 病患术中最实用、最有效估计左心室后负荷的方法是　　　　　(　　)
    A. 肺小动脉　　　　　　　　　　B. 心率
    C. 中心静脉压　　　　　　　　　D. 左心室舒张压
    E. 动脉血压

37. 术中监测该病患心肌缺血最简便的是　　　　　　　　　　　(　　)
    A. 心电图监测　　　　　　　　　B. 心肌酶谱
    C. 食管二维超声心动图　　　　　D. 中心静脉压
    E. 肺小动脉楔压

二、简答题

1. 心脏病患者非心脏手术麻醉的注意事项有哪些?
2. 心脏病患者非心脏手术全麻时应如何选择和应用全麻药与肌松药?
3. 高血压患者入手术室后,麻醉前测量基础值时发现收缩压≥180 mmHg 和(或)舒张压≥110 mmHg,应如何决策是否继续麻醉和手术?

参 考 答 案

一、选择题

1. B

2. D　**解析**:心脏病人如伴有失血或严重贫血,携氧能力减弱,可影响心

肌氧供,术前应少量多次输血。

3. B　**4.** B　**5.** B

6. E　**解析:**高血压麻醉危险性评估《2014 年成人高血压治疗指南》(2014 Evidence-Based Guideline for the Management of High Blood Pressure in Adults,JNC8)

7. D

8. D　**解析:**《围术期高血压患者管理专家共识(2014)》

9. E　**解析:**缺血性心脏病术前准备:有心功能不全或用于控制房颤心室率的病人洋地黄应继续使用,但应注意补钾。

10. C　**解析:**冠心病人术中不宜过度通气,$P_{ET}CO_2$ 以维持在 35～45 mmHg 为宜,$P_{ET}CO_2$ 过低可导致冠脉痉挛,氧离曲线左移和血清钾降低。

11. C　**12.** D　**13.** B　**14.** C

15. D　**解析:**缩小心室腔容积通过降低心室壁张力而减少心肌氧耗,主动脉内气囊反搏术则通过降低左室射血阻力,从而降低左室直径和室壁张力降低心肌氧耗。增加心脏前负荷则增加了心室壁张力,因而增加了心肌氧耗。

16. E　**17.** D　**18.** B　**19.** D　**20.** D　**21.** E

22. D　**解析:**二尖瓣狭窄的患者,心动过速时,舒张期过短,血流通过二尖瓣口受阻,造成左房压急剧上升,肺毛细血管静水压上升从而引起肺水肿。

23. D　**24.** D　**25.** A

26. B　**解析:**2014 非心脏手术患者心血管风险评估与管理指南(ESA、ESC)

27. B

28. E　**解析:**肥厚性梗阻性心肌患者血压下降时,应选用加快输液或使用以 α 受体兴奋剂为主药物,避免使用具有 β 受体激动活性的药物,因其正性变时易于加重左室流出道梗阻,增加心肌氧耗。

29. C　**30.** B　**31.** B

32. D　**解析:**在经胸超声心动图(TTE)或经食管超声心动图(TEE)检查的指标中,EF 反映心室的收缩功能,LVEF 代表左心室射血分数,正常值>50%。RVEF 代表右心室射血分数,本题干只给出了左心室的射血分数,因此只能评估左心室的收缩功能,且检查结果在正常范围。在 TTE 或 TEE 检查指标中,二尖瓣前向血流频谱 E 峰与 A 峰的比值,即 E/A,或二尖瓣环(常取左室壁处)组织多普勒(TDI)e'/a' 反映左心室的舒张功能,E/A 正常值是:$0.75 < E/A < 1.5$,TDI 的正常值是:$e'/a' > 1$,若评估右心室的舒张功能需测定三尖瓣的前向血流频谱,故本题的正确答案是 D。

33. D　**解析:**法洛四联症的基本病变是右室肥大、右室流出道狭窄、室间隔缺损和主动脉骑跨,且在室间隔水平存在右向左分流,属于发绀型先天性心脏病。由于右室流出道狭窄,可导致右室肥大,三尖瓣反流,跨瓣压差增大,但肺血流减少,不存在肺动脉高压,且肺动脉主干细小。右室流出道狭窄程度与主动脉骑跨度基本一致,决定病情的严重程度,狭窄和骑跨度越大,病情越重。因此正确答案是 D。

34. A　**35.** E　**36.** E　**37.** A

二、简答题

1. 心脏病患者非心脏手术麻醉的注意事项有哪些?

避免心肌缺氧,保持心肌氧供和氧需之间的平衡。

① 心动过速不仅增加心肌氧需,同时减少了心肌氧供,对病变心肌不利;② 避免心律失常;③ 保持适当的前负荷,避免血压显著升高或下降;④ 避免缺氧和二氧化碳蓄积;⑤ 及时纠正内环境紊乱;⑥ 加强监测。

2. 心脏病患者非心脏手术全麻时应如何选择和应用全麻药与肌松药?

药物的选择主要取决于病人的心功能。

(1) 常用的吸入麻醉药对心肌均有不同程度的抑制,氧化亚氮也可使心肌收缩力减弱,常可用于其他全麻药的辅助,但可增加肺血管阻力,不能用于肺动脉高压和右室功能障碍病人。

(2) 芬太尼、舒芬太尼对血压、心肌收缩力没有明显影响,可减慢心率,适用于心脏储备功能差的病人。

(3) 依托咪酯对心血管系统没有明显影响,可用于心脏储备功能差的病人的诱导。

(4) 维库溴铵、阿曲库铵对心率无明显影响,但须注意阿曲库铵快速注入可能诱导组胺释放,引起心率增快,血压下降,不宜用于冠心病人麻醉诱导。

3. 高血压患者入手术室后,麻醉前测量基础值时发现收缩压≥180 mmHg和(或)舒张压≥110 mmHg,应如何决策是否继续麻醉和手术?

患者入室后,若血压达到 180/110 mmHg,从以下几点决策麻醉和手术能否继续:

① 对于择期手术,患者有明确的高血压病史或家族史,停止麻醉和手术;若没有高血压病史或家族史,使用药物充分镇静后,收缩压<180 mmHg和舒张压<110 mmHg,可以麻醉和手术;若收缩压≥180 mmHg和(或)舒张压≥110 mmHg,停止麻醉和手术。

② 对于限期手术,患者有明确的高血压病史或家族史,再次向患者及其家属告知继续手术和延期手术的利弊,根据患者及其家属意见决定是否麻醉和手术。

③ 急诊手术,无论患者是否有明确的高血压病史或家族史,均应麻醉和

手术。

麻醉中尽力保持血压平稳,注意保护心、脑、肾等靶器官。

第二十节 血液病患者的麻醉

一、选择题

A1/A2 型题

1. 重度贫血缺氧时不呈现发绀,仅表现为苍白,是因为患者全血血红蛋白浓度为 （ ）

   A. 血红蛋白浓度为 90～100 g/L

   B. 血红蛋白浓度为 80～90 g/L

   C. 血红蛋白浓度为 70～80 g/L

   D. 血红蛋白浓度为 60～70 g/L

   E. 血红蛋白浓度为 50 g/L 以下

2. 血管因素所致的出血性疾病,不包括的表现是 （ ）

   A. 出血时间延长 　　　　　　　B. 束臂试验阳性

   C. 血小板计数正常 　　　　　　D. 血小板计数减少

   E. 凝血时间延长

3. 以下哪项不是大量输血的并发症 （ ）

   A. 凝血功能障碍 　　　　　　　B. 血 pH 升高

   C. 枸橼酸中毒和低血钙 　　　　D. 高血钾

   E. 血型交叉配伍困难

4. 下列病人常存在凝血酶原时间延长 （ ）

   A. 胃溃疡 　　　　　　　　　　B. 胆囊结石

   C. 梗阻性黄疸 　　　　　　　　D. 输尿管结石

   E. 胃癌

二、简答题

1. 试述大量输血引起凝血功能障碍的原因。

2. 试述血小板减少性紫癜患者围术期使用肾上腺皮质激素的目的。

参 考 答 案

一、选择题

1. D **2.** E **3.** B **4.** C

二、简答题

1. 试述大量输血引起凝血功能障碍的原因。

（1）库血凝血因子Ⅴ、Ⅷ和血小板均减少。

（2）枸橼酸钠可降低毛细血管张力,增加血管壁的通透性。

（3）枸橼酸阴离子与钙离子结合,导致参与凝血全过程所需的钙离子下降。

（4）大量失血的同时也丢失了大量的凝血因子。

（5）失血性休克导致的组织灌流不足、缺氧和酸中毒,可加重凝血功能障碍。

2. 试述血小板减少性紫癜患者围术期使用肾上腺皮质激素的目的。

（1）改善毛细血管功能状态,使毛细血管脆性由阳性转为阴性,出血倾向好转。

（2）抑制血小板抗体的生成。

（3）降低血管壁的通透性。

第二十一节　严重创伤患者的麻醉

一、选择题

A1/A2 型题

1. 创伤早期引起尿量减少的原因错误的是　　　　　　　　　　　　（　　）

　　A. 肾血流量减少　　　　　　　　　　B. 低温

　　C. 血容量不足　　　　　　　　　　　D. 醛固酮含量增多

　　E. 肾血管收缩

2. 关于创伤患者失血量的评估错误的是　　　　　　　　　　　　　（　　）

　　A. 失血量的多少一般与损伤部位有关

　　B. 闭合性损伤较开放性损伤容易估计

　　C. 不能以血压作为唯一标准

　　D. 肝肾破裂,大血管损伤失血可达 1 000～5 000 ml

E. 失血量的多少与损伤程度有关

3. 失血后哪一脏器血管<u>不出现代偿性收缩</u>　　　　　　　　　　（　　）

　　A. 肝　　　　　　　　　　　　　　B. 肾

　　C. 皮肤　　　　　　　　　　　　　D. 脾

　　E. 大脑

4. 关于<u>严重创伤患者手术麻醉期间管理</u>，下列选项中<u>错误</u>的是　（　　）

　　A. 维持良好血压　　　　　　　　　B. 控制心律失常

　　C. 改善微循环　　　　　　　　　　D. 低温有助于重要脏器功能保护

　　E. 尿量监测

5. 对创伤饱胃患者手术实施麻醉诱导必须首先控制呼吸道，防止胃内容物反流和误吸，下列措施中<u>不宜</u>的是　　　　　　　　　　　　（　　）

　　A. 放置粗胃管吸引

　　B. 使用琥珀胆碱快速诱导插管

　　C. 表面麻醉清醒气管插管

　　D. 采取快速静脉诱导

　　E. 压迫甲状软骨，使食管闭合，直至插管完成、套囊充气

6. 创伤患者麻醉时应注意的事项，<u>不包括</u>　　　　　　　　　　（　　）

　　A. 急诊患者均应作为饱胃处理

　　B. 患者的有效循环血容量减少，血液重新分布

　　C. 易并发急性肾衰竭

　　D. 休克期肝糖原分解受抑制，需大量补充葡萄糖液

　　E. 纠正低血容量时应预防心力衰竭、肺水肿的发生

7. 下列哪项<u>不符合</u>对严重创伤病人的麻醉要求　　　　　　　　（　　）

　　A. 确保气道通畅及供氧

　　B. 确保静脉通路畅通及迅速补充血容量

　　C. 纠正代谢性酸中毒

　　D. 需禁食 4 小时以上

　　E. 监测呼吸功能、循环功能、体温、出凝血功能

8. 某患者因外伤性肝破裂行急诊手术，术前血压 82/58 mmHg，脉搏 130次/分。下列麻醉处理原则中<u>错误</u>的是　　　　　　　　　　　（　　）

　　A. 立即开放静脉，加快输血输液　　B. 待休克纠正后马上手术

　　C. 纠正电解质、酸碱紊乱　　　　　D. 首选气管内全麻

　　E. 加强呼吸循环功能监测

9. 氯胺酮用于休克患者麻醉，绝大部分患者给药后动脉压均有不同程度升高，对循环的影响表现为以下方面，<u>错误</u>的是　　　　　　　（　　）

A. 兴奋交感神经

B. 增加内源性儿茶酚胺

C. 直接心肌正性变力作用

D. 低血容量休克患者可发生循环抑制

E. 兴奋循环作用优于异氟烷

10. 关于严重创伤病人的麻醉处理,<u>不正确</u>的是 （　　）

A. 胸部外伤常合并气胸,不宜用氧化亚氮

B. 严重肝脾破裂出血量一般都在 2 000 ml 以上,应尽早纠正失血性休克

C. 挤压综合征患者宜避免使用琥珀胆碱

D. 尽早补充能源葡萄糖溶液

E. 尽早确保气道通畅

二、简答题

1. 简述严重创伤患者麻醉处理的内容。

2. 简述创伤患者的病情特点和麻醉特点。

参 考 答 案

一、选择题

1. B　2. B　3. E　4. D　5. B　6. D　7. D　8. B　9. C　10. D

二、简答题

1. 简述严重创伤患者麻醉处理的内容。

（1）对患者病情严重程度进行正确与恰当的评估,并仔细了解各系统与器官的功能状态。

（2）术前采取相应治疗措施增强生命器官功能。

（3）尽量选用患者能承受的麻醉方法与麻醉药物。

（4）麻醉全程进行必要的监测,并随时纠正生命器官活动异常。

（5）积极防治术后并发症。

2. 简述创伤患者的病情特点和麻醉特点。

病情特点:病情紧急,病情严重,病情复杂、疼痛剧烈、饱胃患者较多。麻醉特点:对麻醉药物耐受性差,难以配合麻醉,难以避免呕吐误吸,麻醉药作用时间明显延长,常伴有不同程度的脱水、酸中毒,常需支持循环功能。

第二十二节　器官移植的麻醉

一、选择题

A1/A2 型题

1. 移植肝血流再通后,可能出现收缩压明显下降并持续 5 分钟以上,即"再灌注后综合征"。其可能原因与哪项无关　　　　　　　　　　（　　）

   A. 吻合口处内源性前列腺素释放　　　B. 急性高血钾

   C. 反射性体循环血管扩张　　　　　　D. 低温

   E. 大量血储藏于供肝中

2. 患者,男性,40 岁,体重 60 kg,有高血压病史 10 余年,否认其他慢性疾病史,诊断慢性肾衰竭,择期在全身麻醉下行肾移植手术,丙泊酚 120 mg、芬太尼 0.3 mg、维库溴铵 8 mg 麻醉诱导气管插管,术中丙泊酚 300 mg/h、瑞芬太尼 0.5 mg/h、维库溴铵 4 mg/h 维持麻醉。术后 2 小时,患者仍然不能脱机拔管,最可能的原因是　　　　　　　　　　（　　）

   A. 肺水肿　　　　　　　　　　　　　B. 脑梗死

   C. 脑出血　　　　　　　　　　　　　D. 疼痛

   E. 肌松残余作用

3. 患者,男性,60 岁,有高血压病史 10 余年,平时血压在 140/90 mmHg 水平,诊断慢性肾衰竭择期全身麻醉下行肾移植术,术中心电监护提示窦性心率 50 次/分,血压 90/60 mmHg,CVP 6 cmH$_2$O,宜　　　　（　　）

   A. 扩容和应用多巴胺　　　　　　　　B. 应用 α 受体兴奋药

   C. 应用 β 受体兴奋药　　　　　　　　D. 无需处理

   E. 减浅麻醉

4. 患者,男性,55 岁,因诊断"肝硬化、肝衰竭"行肝移植手术,手术顺利,开放肝血管时突发心搏骤停,应考虑　　　　　　　　　　（　　）

   A. 低钾血症　　　　　　　　　　　　B. 高钾血症

   C. 低钠血症　　　　　　　　　　　　D. 高钠血症

   E. 低氯血症

A3/A4 型题

5—6 题共用题干

患者,男性,38 岁,尿毒症,血压 185/110 mmHg,心率 60 次/分,ECG 显示 ST-T 改变,维持血液透析 4 年,拟行胆囊切除手术。

5. 该患者最重要的术前准备是　　　　　　　　　　　　　　（　　）

    A. 控制高血压   B. 纠正贫血

    C. 控制感染   D. 充分透析

    E. 改善心功能

6. 移植肾的血管吻合开放前,常采用下列措施,但除外　　　　（　　）

    A. 甲基泼尼松龙 $6\sim8$ mg/kg 静注   B. 呋塞米 100 mg 静注

    C. 肾上腺素 2 μg/min   D. 环磷酰胺 200 mg

    E. 多巴胺 $2\sim3$ μg/(kg・min)

二、简答题

1. 简述肾移植术中血钾升高的常见原因及处理。

2. 简述新肝期的主要麻醉处理。

3. 肾移植麻醉药选择原则是什么?

参 考 答 案

一、选择题

1. E

2. E　**解析:**全身麻醉下行肾移植术,最恰当的肌松药为阿曲库铵和顺式阿曲库铵,药量宜酌情减量,避免肌松作用残余。

3. A

4. B　**解析:**供肝贮存期间钾从细胞内释出、酸性代谢产物在肝内积累,在下腔静脉开放后进入体循环,可能出现酸血症、高血钾、凝血障碍、心律失常及低血压,应严密观察心电图的变化。

5. D　**解析:**尿毒症患者有水、电解质和酸碱平衡紊乱,体内大量脓毒症毒素积蓄,充分透析是尿毒症患者术前最重要的一项准备。

6. C　**解析:**移植肾血管吻合开放前,依次给予甲泼尼龙 $6\sim8$ mg/kg 静脉注射、呋塞米 100 mg 缓慢静脉滴注,20%甘露醇 100 ml 静滴、环磷酰胺 200 mg 静脉滴注及多巴胺 $2\sim3$ μg/(kg・h)静脉滴注,肾上腺素有收缩肾血管作用,不宜使用,见《临床麻醉学》第 3 版 383 页。

二、简答题

1. 简述肾移植术中血钾升高的常见原因及处理。

肾移植术中血钾升高的常见原因包括:① 术前透析准备不足;② 肌松药

琥珀胆碱引起血钾升高;③ 供肾灌注液进入循环;④ 大量库血输注;⑤ 通气不足诱发酸血症时使细胞内钾外移。麻醉过程中应注意高钾的心电图表现。怀疑有血钾升高者应及时查血清钾。出现高钾血症时,可用髓祥利尿剂、碳酸氢钠、氯化钙或葡萄糖酸钙以及葡萄糖与胰岛素输注,适当过度通气以碱化血液,也有利于钾离子向细胞内转移,从而起到降低血钾的作用。

2. 简述新肝期的主要麻醉处理。

此期开始于供应肝血流的大血管吻合完毕时。① 开放下腔静脉时可出现血容量不足,应根据中心静脉压酌情输血;② 供肝贮存期间可致高血钾和代谢性酸中毒,开放下腔静脉前适量洗出肝内液体,开放前 5～10 分钟给予 10%氯化钙 10 ml 及适量 5%碳酸氢钠,及时处理水、电解质酸碱平衡紊乱;③ 开放下腔静脉后可能出现体温下降,宜将库血加温后输注,必要时使用变温毯;④ 新肝移植后的肝暂时还不具备正常的功能,可能出现低血糖,必要时及时补充 10%葡萄糖。

3. 肾移植麻醉药选择原则是什么?

① 药物的代谢和排泄不在肾或主要不依赖肾;② 无肾毒性;③ 药物作用时间短。

第二十三节　呼吸系统严重疾病患者的麻醉

一、选择题

A1/A2 型题

1. 关于 COPD 的说法错误的是　　　　　　　　　　　　　　　(　)

　A. 其共同的病理特点为肺泡排空受阻

　B. 慢支患者气道炎症、黏液分泌增加

　C. 支气管哮喘患者支气管平滑肌张力增加

　D. 肺气肿患者肺泡表面积减少

　E. 肺功能残气量减少

2. COPD 患者术前用药正确的是　　　　　　　　　　　　　　(　)

　A. 吗啡比哌替啶好

　B. 痰量较多尤其是黏稠痰时应及早给予阿托品

　C. 伴心动过速时考虑给普萘洛尔

　D. 麻醉前用药剂量宜小

　E. 术前禁忌使用镇静剂

3. COPD 患者,下列措施中<u>错误</u>的是 （ ）

    A. 麻醉前用药,给予足量的阿托品,以减少气管分泌

    B. 停止吸烟 1～2 周

    C. 痰液黏稠的患者,给予雾化吸入

    D. 经常咳脓痰的患者,术前给予抗生素

    E. 有哮喘发作者,可给予糖皮质激素

4. 严重 COPD 患者麻醉管理<u>错误</u>的是 （ ）

    A. 可以选择低位腰麻

    B. 胸部或上腹部硬膜外阻滞不适于严重呼吸功能障碍患者

    C. 上胸段硬膜外阻滞适用于哮喘患者

    D. 术中注意保暖

    E. 吸入性麻醉药可选用七氟醚

5. 患者,男性,70 岁,因"反复右上腹痛一年"入院,拟行胆囊切除术,吸烟史 30 年,平均 30 支/日。近 15 年来每年冬季均有咳嗽咳痰,清晨尤重。患者极有可能患有 （ ）

    A. 肺炎   B. 肺源性心脏病

    C. COPD   D. 肺不张

    E. 2 型呼衰

6. 患者,女性,62 岁,有慢支病史 20 余年,继发下列哪种疾病时,<u>不能</u>用氯胺酮 （ ）

    A. 大量脓痰   B. 肺大泡

    C. 肺动脉高压   D. 支气管痉挛

    E. 肺结核

7. 患者,女性,30 岁,有哮喘病史 20 余年,欲在全身麻醉下行腹腔镜卵巢囊肿剥除术,下列药物<u>不可以</u>选择的有 （ ）

    A. 异氟烷   B. 恩氟烷

    C. 异丙酚   D. 氯胺酮

    E. 阿曲库铵

8. 患者,男性,65 岁,有慢性支气管炎病史 10 年,术前需常规检查的项目<u>不包括</u> （ ）

    A. 肺功能   B. 胸片

    C. 心电图   D. 纤维支气管镜

    E. 血气分析

A3/A4 型题

9—12 题共用题干

患者,男性,70 岁,因"右侧中叶肺癌",拟行肺癌根治术。每日咯血 20 ml 左右。

9. 该患者做术前检查中,麻醉医师最为重视的是 （ ）

    A. 胸部 X 线片   B. 心电图

    C. 肺功能检查   D. 肺部 CT

    E. 痰培养

10. 麻醉医生欲在床边了解呼吸功能,最简单的测定方法是 （ ）

    A. 末梢循环颜色   B. 吹气试验

    C. 量胸廓周径   D. 床边 X 线检查

    E. 肺部听诊

11. 该患者最佳麻醉方案为 （ ）

    A. 连续硬膜外阻滞   B. 静脉麻醉

    C. 气管内插管全麻   D. 左侧双腔支气管插管全麻

    E. 右侧双腔支气管插管全麻

12. 该患者行单肺通气时 V/Q 比值 （ ）

    A. 正常   B. 通气侧等于非通气侧

    C. 通气侧小于非通气侧   D. 增加

    E. 减少

二、简答题

1. 简述 COPD 的肺功能评价。

2. 简述肺功能简易评估方法。

3. 对于合并呼吸系统疾患的患者,椎管内麻醉应注意的方面有哪些?

4. 简述对合并呼吸系统严重疾患的患者术后呼吸道管理的要点。

参 考 答 案

一、选择题

1. E **2.** D

3. A **解析:**应用抗胆碱能药物会增加痰液黏稠度,不利于痰液排出。

4. C **解析:**硬膜外麻醉阻滞麻醉平面不宜高于 T_6 水平,否则一方面影响呼吸肌功能,另一方面阻滞肺交感神经丛,易诱发哮喘。

5. C

6. C　**解析:**氯胺酮增加内源性儿茶酚胺,可使支气管扩张,适用于支气管哮喘病人。但氯胺酮增加肺血管阻力,使肺动脉压升高,禁用于有肺动脉高压者。

7. E　**8.** D　**9.** C　**10.** B　**11.** D

12. E　**解析:**一侧胸腔被剖开后,胸腔内负压消失,肺的弹性回缩使该侧肺部分萎陷致肺的通气和气体交换面积减少。

二、简答题

1. 简述 COPD 的肺功能评价。

FEV1/FVC 是评价 COPD 的敏感指标。FEV1/FVC>70％可诊断气道阻塞;FEV1<2 L 或 FEV1/FVC<65％,为中度;FEV1<1 L,FEV1/FVC<45％,最大分钟通气量(MVV)<预计值的 50％,$PaCO_2$>45 mmHg,表示病情严重。

2. 简述肺功能简易评估方法。

(1) 屏气试验:正常人屏气时间可持续 30 秒以上,能持续 20 秒以上者,对麻醉和手术的耐受性尚好;仅能持续 10 秒以下者,提示心脏储备功能极差,常不能耐受手术和麻醉。

(2) 吹气试验:患者尽力吸气后能在 3 秒内完全呼出者,说明用力肺活量基本正常;需 5 秒以上才能呼完者,提示阻塞性通气。

3. 对于合并呼吸系统疾患的患者,椎管内麻醉应注意的方面有哪些?

(1) 麻醉平面不应超过 T_6,脊麻应避免麻醉平面过高;

(2) 注意血压的变化情况,适当补充血容量,必要时可用升压药以保证重要器官的灌注;

(3) 慎用麻醉性镇痛药或镇静药,非甾体抗炎药有一定的镇痛作用,不产生呼吸抑制,可作为该类患者的辅助用药。

4. 简述对合并呼吸系统严重疾患的患者术后呼吸道管理的要点。

呼吸功能维持的根本目的就是预防和治疗低氧血症,促进呼吸功能恢复。主要措施有:保持呼吸道通畅;药物治疗支气管痉挛;充分供氧;术后镇痛。

第二十四节 门诊、诊断性检查及介入性诊断与治疗的麻醉

一、选择题

A1/A2 型题

1. 下列关于门诊心导管检查麻醉叙述,<u>错误</u>的是 （ ）

 A. 凡是用于心血管手术的麻醉药物都可用于门诊心导管检查麻醉,其中,咪达唑仑、氯胺酮和丙泊酚是最常应用的静脉麻醉药

 B. 所有门诊小儿心导管手术都应选择气管内全麻

 C. 小儿先心病心导管检查麻醉最严重的并发症是围术期患儿死亡

 D. 心律失常是心导管术最常见的并发症

 E. 氯胺酮对于右向左分流的发绀型患儿用于门诊心导管检查麻醉具有优势

2. 下列门诊消化内镜诊疗镇静/麻醉的适应证中,<u>错误</u>的是 （ ）

 A. 所有因诊疗需要、并愿意接受消化内镜诊疗镇静/麻醉的患者

 B. 对消化内镜诊疗心存顾虑或恐惧感、高度敏感而不能自控的患者

 C. 操作时间较长、操作复杂的内镜诊疗技术

 D. 一般情况良好,ASA Ⅰ级或Ⅱ级患者,及处于稳定状态的 ASA Ⅲ级或Ⅳ级患者,可酌情在密切监测下实施

 E. 明显困难气道病人

3. 门诊、诊断性检查及介入性诊断与治疗的镇静/麻醉的禁忌证,<u>错误</u>的是

 （ ）

 A. 拒绝镇静/麻醉的患者及 ASA Ⅴ级的患者

 B. 未得到适当控制的可能威胁生命的循环与呼吸系统疾病,如未控制的严重高血压、严重心律失常、不稳定心绞痛以及急性呼吸道感染、哮喘发作期等

 C. 肝功能障碍(Child-Pugh C 级以上)、急性上消化道出血伴休克、严重贫血、胃肠道梗阻伴有胃内容物潴留

 D. 操作时间较长、操作复杂的内镜诊疗技术

 E. 无陪同或监护人者、有镇静/麻醉药物过敏及其他严重麻醉风险者

4. 门诊、诊断性检查及介入性诊断与治疗的麻醉前准备,<u>错误</u>的是 （ ）

 A. 术前检查应包括血常规及尿常规,特殊病例应完善相关检查(如 ECG)及检验(如血气)

B. 术前禁食禁饮要求同病区手术室内麻醉

C. 患者服用的抗高血压药等需用至手术日

D. 成人术前一般不用麻醉前用药,不合作小儿可给予适量镇静药

E. 服用阿司匹林的病人必须停药 10 天以上

5. ERCP 的镇静/麻醉特点<u>除外</u>　　　　　　　　　（　）

A. 多为老年患者,并发症较多

B. 需俯卧或侧俯卧位,对呼吸产生明显影响

C. 操作时间长但刺激性小

D. 多选用气管插管全麻

E. 非气管插管下可用丙泊酚复合瑞芬太尼＋鼻咽通气道

二、简答题

1. 门诊、诊断性检查及介入性诊断与治疗的镇静/麻醉的麻醉处理原则有哪些?

2. 如何处理门诊、诊断性检查及介入性诊断与治疗的镇静过程中发生的呼吸抑制?

3. 气管、支气管镜检查与支气管造影麻醉的常见并发症有哪些?

参 考 答 案

一、选择题

1. B　2. E　3. D　4. E

5. C　**解析**:以上均参考《中国消化内镜诊疗镇静/麻醉的专家共识(2014)》。

二、简答题

1. 门诊、诊断性检查及介入性诊断与治疗的镇静/麻醉的麻醉处理原则有哪些?

诊断性检查与介入性诊断治疗的麻醉处理原则是:

(1)麻醉前需解除病人的紧张恐惧心理,充分评估病人基本情况,特别是心、肺、肝、肾等重要脏器的评估。

(2)麻醉方法与药物的选择,除考虑病人机体的情况外,还应适应检查的环境条件。

(3)麻醉的深度必须与检查步骤密切配合,切勿过深或过浅,因麻醉的深浅度对有些检查如心导管检查,将影响其测压、血氧测定、分流量多少等的准

确性。注射造影剂和拍照 X 线片时,必须避免躯体活动,否则将导致检查失败。

(4) 对麻醉和检查中可能发生的并发症与意外要有充分的思想、物质准备。

(5) 应熟悉各种检查的主要操作步骤以密切配合检查,并在检查结束时使病人基本清醒。

2. 如何处理门诊、诊断性检查及介入性诊断与治疗的镇静过程中发生的呼吸抑制?

门诊、诊断性检查及介入性诊断与治疗的镇静过程中,应密切观察患者的呼吸频率、呼吸幅度及脉搏血氧饱和度。如发生呼吸抑制,首先,可通过触碰患者以刺激其加深呼吸,同时应增加吸氧流量或经麻醉面罩给予高浓度氧;其次,应行托下颌,保持呼吸道通畅,必要时放置口咽或鼻咽通气管;再次,如果上述措施不能使患脉搏血氧饱和度回升,则应给予辅助或控制呼吸,必要时行气管内插管或放置喉罩,如果患者采用苯二氮䓬类药物镇静,还应立即静脉给予氟马西尼。

3. 气管、支气管镜检查与支气管造影麻醉的常见并发症有哪些?

(1) 心律失常:多见于危重病人且多为在严重缺氧基础上出现迷走神经反射而引起,镜检过程应作 ECG 监护或监听心音,以随时发现心律失常及时处理;

(2) 喉水肿:多见于小儿,小儿喉头细小且组织疏松、淋巴丰富较易发生喉水肿继发窒息;

(3) 气道阻塞窒息,多因造影剂、痰、血阻塞引起,偶也见于严重支气管痉挛,应作好预防;

(4) 呕吐误吸:多见于麻醉诱导与恢复过程中,应有预防和处理措施。

第二十五节　麻醉恢复室

一、选择题

A1/A2 型题

1. 女性患者行腹腔镜妇科手术,术后入 PACU 苏醒,清醒拔管后发生呕吐。该患者未预防性用药首次发生 PONV 时,下列药物**不应**作为首选用药
（　　）

A. 小剂量 5-HT$_3$ 受体拮抗剂　　　　B. 氟哌利多

C. 异丙嗪　　　　　　　　　　　　D. 甲氧氯普胺

E. 东莨菪碱贴剂

2. 关于小儿手术后在 PACU 的管理,<u>不正确</u>的是 （ ）

    A. 欲伸手拔气管导管可以作为小儿拔管的指征

    B. 近期有<u>上呼吸道感染</u>的小儿宜清醒拔管

    C. 苏醒期躁动时可给予小剂量丙泊酚

    D. 拔管后可将患儿置于侧卧位

    E. 应重视及处理小儿的术后疼痛

3. 重度 OSAS 患者,男性,37 岁,于全身麻醉下行腭垂-腭-咽成形术后入
   PACU。该患者的拔管策略<u>正确</u>的是 （ ）

    A. 早期气管拔管

    B. 即使患者完全清醒,但早期拔管要慎重

    C. 拔管时宜采取头低足高位

    D. 首选阿片类药物作术后镇痛

    E. 吸氧下 $SpO_2 > 92\%$ 送返病房

4. 关于麻醉后呼吸监测治疗,以下哪种说法是<u>不正确</u>的 （ ）

    A. 阿片类药物引起的通气不足可用纳洛酮拮抗

    B. 应根据肌松监测判断肌力的恢复程度

    C. SpO_2 可以作为病人通气不足监测指标

    D. 术前存在的呼吸系统疾病可引起及加重低氧血症、高碳酸血症

    E. 舌后坠时放置鼻咽或口咽通气道、手法辅助通气

5. 以下情况可能会将患者转送至 ICU 进一步监测和治疗,<u>除外</u> （ ）

    A. 全麻后苏醒延迟>3 小时   B. 气道梗阻

    C. 血流动力学不稳定   D. 镇痛不全

    E. 气体交换不足

6. 患者全麻下行声带息肉摘除术。既往有房颤伴预激病史。入手术室心率
   82 次/分,窦性心律。术毕在 PACU 苏醒时心律转为房颤,QRS 波形变
   宽,心率升至 110～150 次/分,血压不稳定。此时可用哪种药物处理

                                                 （ ）

    A. 钙通道阻滞剂   B. β受体阻滞剂

    C. 胺碘酮   D. 洋地黄类

    E. 去氧肾上腺素

7. 一巨大甲状腺肿十年的患者在全麻下行甲状腺切除术。术前 X 线检查示
   气管受压向左侧移位。喉镜显露分级 Ⅲ 级,二次试插后成功插入气管导
   管。术后在 PACU 拔管处理<u>错误</u>的是 （ ）

    A. 该患者为高风险拔管   B. 须保留气管导管 24 小时

    C. 可先置入气管导管交换导管　　　　　D. 可选择延迟拔管

    E. 拔管后体位为头高位

8. 关于苏醒期谵妄的叙述哪项是**错误**的　　　　　　　　　　　（　　）

    A. 常见于老年、有药物依赖史、精神疾患、痴呆的患者

    B. 氯胺酮、氟哌利多、阿片类、苯二氮䓬类药物可以诱发谵妄

    C. 谵妄也可能是一些疾病的症状,如低氧血症、酸中毒、低血糖等

    D. 术前应用抗胆碱药可预防苏醒期谵妄

    E. 躁动严重时,可用咪达唑仑 2.5 mg 静脉注射

9. 患者从 PACU 转至病房时**错误**的是　　　　　　　　　　　　（　　）

    A. 改良 Aldrete 评分≥9 分

    B. 转运人员应包括麻醉医生和手术医生

    C. 转运途中应注意生命体征

    D. 转运途中应将患者稳妥固定,以免坠床

    E. 转运至病房后应完成口头交接

A3/A4 型题

    10—12 题共用题干

    患者,男性,70 岁,体重 75 kg,身高 1.68 m。吸烟近五十年,平时晨起时有白色黏痰。术前全胸片示慢性支气管炎,肺气肿。肺通气功能重度降低。因慢性胆囊炎伴胆结石急性发作全麻下行腹腔镜胆囊切除术。常规诱导插管,麻醉过程平稳。气腹后半小时气道压突然升高到 35 cmH$_2$O,P$_{ET}$CO$_2$ 示48 mmHg,压力容量环示肺顺应性降低。检查管路等无异常,吸除气道分泌物后气道压未改善。即将潮气量减低以降低气道压。十分钟后患者 SpO$_2$ 渐降低。血气分析示:pH 7.27,PO$_2$ 7.71 kPa,PCO$_2$ 8.65 kPa。术后病人送至 PACU 苏醒。病人清醒后较烦躁。拮抗肌松后脱氧 SpO$_2$ 降至 80%,无法拔除气管导管。

10. 该患者无法脱氧最可能的原因是　　　　　　　　　　　　　　（　　）

    A. 肌松剂的残余作用　　　　　　　　B. 镇静镇痛剂的残余作用

    C. 气胸　　　　　　　　　　　　　　D. 肺水肿

    E. 酸中毒

11. 为进一步明确原因,首先应做哪项检查　　　　　　　　　　　（　　）

    A. 肺部听诊　　　　　　　　　　　　B. 床边全胸片

    C. 血气分析　　　　　　　　　　　　D. 胸腔穿刺抽气

    E. 血常规

12. 如证实诊断后,应做哪项处理　　　　　　　　　　　　　　　（　　）

    A. 使用 PEEP

B. 镇静状态下继续机械通气,尽快胸腔闭式引流后送 ICU 观察

C. 带管送 ICU 呼吸支持

D. 增加吸入氧浓度

E. 过度通气

13—15 题共用题干

患者,男性,60 岁,因直肠癌在全麻下行腹腔镜直肠癌根治术。有长期吸烟史,近期上呼吸道感染史。入室 BP 145/85 mmHg,HR 74 次/分。手术顺利,术毕送 PACU。入室时患者肤色红润,拍肩睁眼,有浅表呼吸,血压 166/90 mmHg,心率 89 次/分,吸氧下 SpO_2 94%。

13. 你认为患者入室时 Aldrete 评分是　　　　　　　　　　　　　　　(　　)

　A. 0 分　　　　　B. 1 分　　　　　C. 3 分　　　　　D. 5 分　　　　　E. 9 分

14. 继续人工呼吸 15 分钟后患者清醒,但较烦躁,于是拮抗肌松拔除气管导管。拔管后患者呼吸困难,有喉鸣音,SpO_2 急剧下降,考虑最可能的原因是　　　　　　　　　　　　　　　　　　　　　　　　　　　(　　)

　A. 支气管痉挛　　　　　　　　B. 反流误吸

　C. 喉痉挛　　　　　　　　　　D. 声带麻痹

　E. 气道异物

15. 首先采取的措施应该是　　　　　　　　　　　　　　　　　　　(　　)

　A. 予肌松拮抗剂　　　　　　　B. 予纳洛酮

　C. 面罩加压给氧　　　　　　　D. 予地塞米松

　E. 予氟马西尼

二、简答题

1. 简述 PACU 中发生低氧血症的常见原因及处理。

2. 简述术后苏醒延迟的原因及治疗。

3. 简述麻醉后转出恢复室的指征(Aldrete 评分)。

4. 简述 PACU 的管理内容。

参 考 答 案

一、选择题

1. E　解析:发生 PONV 涉及多方面病理生理机制,没有任何一种药物能阻断所有通路。对于未预防用药者,首次出现 PONV,可应用小剂量 5-羟

色胺受体拮抗剂(剂量为预防用药的 1/4)、氟哌利多,甲氧氯普胺、异丙嗪也可能有效。东莨菪碱多作为预防性用药,应在手术开始前 4 小时或手术前晚使用《术后恶心呕吐防治专家共识(2014)》。

2. B　**3.** B　**4.** C　**5.** D

6. C　**解析**:房颤房扑伴预激发作首选胺碘酮 3 mg/kg 缓慢静注,然后维持。其余选项中的药物均促进副传导通路的传导,在房颤房扑伴预激患者可诱发快速室性心律甚至室颤。

7. B　**8.** D　**9.** E　**10.** C　**11.** A　**12.** B　**13.** D　**14.** C　**15.** C

二、简答题

1. 简述 PACU 中发生低氧血症的常见原因及处理。

① 上呼吸道梗阻,通气不足或气胸;② 弥散性缺氧;③ 肺不张:鼓励患者深呼吸、咳嗽及胸部物理治疗;④ 肺误吸:轻者对氧治疗有效,严重者应行机械通气治疗;⑤ 肺梗死:支持治疗,包括氧治疗和机械通气治疗;⑥ 肺水肿:可发生于急性左心衰竭或肺毛细血管通透性增加。治疗包括强心、利尿、扩血管、吸氧及以 PEEP 行机械通气治疗。

2. 简述术后苏醒延迟的原因及治疗。

原因:① 麻醉药物的影响;② 呼吸抑制的影响;③ 术中发生严重并发症;④ 术中长时间低血压、低体温;⑤ 术前有脑血管疾病的病人。

处理:① 促进麻醉药物的体内代谢与排泄;② 根据 SpO_2、$P_{ET}CO_2$、血气、电解质及肌松监测情况分析呼吸抑制的原因;③ 由于脑水肿、颅内高压所致的呼吸功能不全的病人应行脱水治疗;④ 低温病人应采取保温措施;⑤ 术中长时间低血压的病人应采取措施促进脑功能的恢复;⑥ 对原来并存脑疾患的病人应采取脑保护措施。

3. 简述麻醉后转出恢复室的指征(Aldrete 评分)。

(1) 活动:能自主或遵嘱活动四肢和抬头。

(2) 呼吸:能深呼吸和有效咳嗽,呼吸频率和幅度正常。

(3) 血压:麻醉前±20%。

(4) 意识:完全清醒。

(5) SpO_2:呼吸空气>92%。

4. 简述 PACU 的管理内容。

① 每 5~10 分钟监测和记录 BP、HR、RR 和 SpO_2 以判断恢复程度和速度。对于恢复缓慢者应进行治疗,如残余肌松药或麻醉性镇痛药的拮抗等。② 观察意识状态、瞳孔变化、颜面与口唇颜色、保持呼吸道通畅。③ 各种管道妥善固定、引流通畅。④ 保持伤口敷料完好,观察患者的伤口情况。⑤ 约束好患者。

第九章　危重病医学

一、名词解释

1. 晶体渗透压
2. 胶体渗透压
3. 实际碳酸氢盐（AB）
4. 缓冲碱（BB）
5. 血氧饱和度（SO_2）
6. 肺泡-动脉血氧分压差（A-aDO_2）
7. 内呼吸
8. 功能残气量（FRC）
9. 氧合指数
10. 肺小动脉楔压（PAWP）
11. 心率变异性
12. 激活全血凝固时间（ACT）
13. 甲状腺功能亢进危象
14. 机械通气
15. 呼气末正压（PEEP）
16. 持续气道正压（CPAP）
17. 大量输血
18. 急性血液稀释自身输血（ANH）
19. 血液回收
20. 肺复张性肺水肿

二、选择题

A1/A2 型题

1. TURP 综合征的临床表现<u>除外</u>　　　　　　　　　　　　（　　）
   - A. 低血压
   - B. 心动过缓
   - C. CVP 升高
   - D. 神志淡漠或有癫痫样发作
   - E. 血钠升高

2. 不同年龄平均血容量的说法<u>不正确</u>的是　　　　　　（　　）
   - A. 早产儿 95 ml/kg
   - B. 足月儿 90 ml/kg
   - C. 小儿 80 ml/kg
   - D. 成年男性 75 ml/kg
   - E. 成年女性 65 ml/kg

3. 下列关于氧合指数的描述，<u>不正确</u>的是　　　　　　（　　）
   - A. 主要根据 FiO_2 和动脉血气分析计算
   - B. 正常值范围 330～560
   - C. ≤300 提示肺的弥散功能受损，患者可能存在 ALI
   - D. ≤200 提示发生 ARDS
   - E. 400～500 提示肺氧交换效率正常

4. 可使氧离曲线<u>左移</u>的是　　　　　　　　　　　　　　　　　　（　　）

  A. pH 降低　　　　　　　　　　　　B. PCO_2 升高

  C. 温度升高　　　　　　　　　　　　D. P_{50} 增大

  E. 2,3-二磷酸甘油酸下降

5. 下列各呼吸功能指标用于对患者麻醉手术耐受性评价的描述<u>不正确</u>的是

                     （　　）

  A. 伴有 RV/TLC＞45％或 PCO_2＞45 mmHg,一般认为应为禁忌肺叶切除术

  B. 一般认为 MVV 占预计值的 70％以上,手术无禁忌

  C. MVV50％～69％应该考虑术后肺部并发症可能增加

  D. MVV30％～49％应尽量非手术治疗或避免手术

  E. MVV＜30％应禁忌手术

6. 下列哪项<u>不是</u>漂浮导管监测的并发症　　　　　　　　　　　　（　　）

  A. 肺栓塞　　　　　　　　　　　　　B. 肺动脉破裂

  C. 心律失常　　　　　　　　　　　　D. 感染

  E. 动静脉瘘

7. 下列对于漂浮导管的描述<u>不正确</u>的是　　　　　　　　　　　　（　　）

  A. 监测 PAWP 可估计左心前负荷,指导补充血容量

  B. 可用于指导和评估血管活性药物的使用和疗效

  C. 三尖瓣和肺动脉瓣狭窄的病人不可置入漂浮导管

  D. 法洛四联症的病人可进行 PAWP 监测

  E. 漂浮导管置入过程中可导致肺动脉的破裂和出血

8. 关于弥散性血管内凝血(DIC)实验室检查描述,<u>错误</u>的是　　　（　　）

  A. 血小板计数低于 $100×10^9/L$ 或进行性下降

  B. 血浆 Fg＜1.0 g/L 或进行性下降或超过 4 g/L

  C. 3P 实验阳性

  D. PT 缩短或延长 3 s 以上

  E. 纤溶酶原含量及活性降低

9. 肾上腺髓质功能监测的实验<u>不包括</u>　　　　　　　　　　　　　（　　）

  A. 甲吡酮试验　　　　　　　　　　　B. 胰高血糖素激发试验

  C. 儿茶酚胺测定　　　　　　　　　　D. 冷加压实验

  E. VMA 的测定

10. 下列选项<u>不属于</u>创伤后早期对代谢的综合影响　　　　　　　（　　）

  A. 脂肪分解增加　　　　　　　　　　B. CRP 合成减少

  C. 糖异生增加　　　　　　　　　　　D. 蛋白分解占优势

E. 机体能量需求明显增加

11. 哪种体温监测可以了解外周灌注状态　　　　　　　　　　　　(　)

A. 耳鼓膜温度　　　　　　　　　　　B. 肌肉温度

C. 腋窝温度　　　　　　　　　　　　D. 皮肤温度

E. 脚趾温度

12. 对肺泡气分压变化起缓冲作用的肺容量是　　　　　　　　　　(　)

A. 补吸气量　　　　　　　　　　　　B. 补呼气量

C. 深吸气量　　　　　　　　　　　　D. 余气量

E. 功能残气量

13. 下列部位中的温度最接近中心温度的是　　　　　　　　　　　(　)

A. 腋窝　　　　　　　　　　　　　　B. 直肠

C. 鼻咽部　　　　　　　　　　　　　D. 食管

E. 耳鼓膜

14. 创伤或手术后早期,血液系统常处于　　　　　　　　　　　　(　)

A. 低凝状态　　　　　　　　　　　　B. 高凝状态

C. 血管内溶血　　　　　　　　　　　D. DIC

E. 无变化

15. CVP 监测的适应证**不包括**　　　　　　　　　　　　　　　(　)

A. 严重的创伤、休克及循环衰竭患者

B. 各种大、中类手术

C. 静脉全身麻醉

D. 需要大量、快速输血输液的患者

E. 需长期输液或接受 TPN 患者

16. 有关酸碱平衡失常的治疗,**不正确**的是　　　　　　　　　　(　)

A. AG 增高型代谢性酸中毒应强调病因治疗

B. 代谢性碱中毒的治疗时要补充足够的钾离子

C. 轻度代谢性酸中毒可适当补充适量的平衡液

D. 急性呼吸性酸中毒可考虑使用碱性药物

E. 呼吸性碱中毒治疗以原发病治疗为主

17. 代谢性酸中毒时患者常伴有　　　　　　　　　　　　　　　(　)

A. 高血钾　　　　　　　　　　　　　B. 高血镁

C. 高血钙　　　　　　　　　　　　　D. 高血钠

E. 高血锌

18. ST 段在基线上可有偏移,其正常偏移值为　　　　　　　　　(　)

A. 升高<0.05 mV,降低<0.1 mV

B. 升高<0.1 mV,降低<0.05 mV

C. 升高<2 mV,降低<0.1 mV

D. 升高<0.3 mV,降低<0.2 mV

E. 升高<0.3 mV,降低<0.25 mV

19. 下列有关酸碱平衡的代偿调节的说法,<u>错误</u>的是　　　　　　（　　）

A. 有可能会出现过度代偿

B. 肾代偿的极限为 BE≤15 mmol/L

C. 肺代偿的极限为 PCO_2≤15 mmol/L

D. 肺快肾慢

E. 代偿的消退亦遵循肺快肾慢

20. 一位因车祸导致肺挫裂伤的患者,辅助检查结果提示:pH 7.30,PCO_2 40 mmHg,PaO_2 50 mmHg,BE 7.6 mmol/L,FiO_2 40％, Hb 75 g/L,请问该病人的氧合指数及换气功能如何　　　　　　　　　　　（　　）

A. 1.25 mmHg,换气功能一般　　　　B. 12.5 mmHg,换气功能差

C. 125 mmHg,换气功能差　　　　　　D. 100 mmHg,换气功能差

E. 80 mmHg,换气功能差

21. 代谢性酸中毒可引起血钾增高,但在纠正酸中毒后需及时补钾,理由是

（　　）

A. 钾从细胞内转移至细胞外,部分从尿中排出

B. 钾从细胞外进入细胞内,钾从尿中排出,细胞外钾被稀释

C. 酸中毒纠正后,细胞内外液 $H^+ - K^+$ 交换停止,而尿排钾仍在继续

D. 酸中毒时体内总钾实际上并未增高,而是减少

E. 为了防止发生代谢性碱中毒

22. 低钾血症病人,经积极补钾治疗后,病情仍无改善,应考虑合并　（　　）

A. 低钠血症　　　　　　　　　　　B. 低镁血症

C. 低钙血症　　　　　　　　　　　D. 低氯血症

E. 低磷血症

23. 下列关于经颅多普勒超声成像技术(TCD)的特点,<u>不正确</u>的是　（　　）

A. 可反映出脑血流对 CO_2 的反应性

B. 反映某一动脉供应区脑灌注变化

C. 不能定量反映脑血流量

D. 可正确定出 V_{mean}(平均流速)自动调节的上下限

E. 反映局部血流分布变化

24. 关于氧疗,下列哪种说法是<u>错误</u>的　　　　　　　　　　　（　　）

A. 可调式通气面罩适用于低氧血症伴高碳酸血症患者

B. 急性肺水肿不适合普通面罩吸氧

C. 鼻导管给氧时,随吸入氧流量增加,吸入氧浓度会达到 50% 以上

D. 吸入氧浓度过高会导致氧中毒

E. 带储氧气囊面罩吸氧,氧流量需调节在 5 L/min 以上

25. 吸氧时肺的损害主要取决于　　　　　　　　　　　　　　　（　　）

A. 吸入氧浓度　　　　　　　　　　B. 吸入氧分压

C. 主动吸氧　　　　　　　　　　　D. 被动吸氧

E. 吸入氧时间

26. 下列哪项属于高压氧治疗的绝对禁忌证　　　　　　　　　　（　　）

A. 急性鼻窦炎　　　　　　　　　　B. 活动性肺结核

C. 未经处理的气胸　　　　　　　　D. 有颅骨缺损者

E. 妇女月经期与妊娠期

27. 机械通气对左心功能前后负荷和心输出量的影响　　　　　　（　　）

A. 前负荷增加,后负荷减少,心输出量增加

B. 前负荷增加,后负荷增加,心输出量增加

C. 前负荷减少,后负荷减少,心输出量增加

D. 前负荷减少,后负荷减少,心输出量减少

E. 前负荷减少,后负荷减少,心输出量增加或者减少

28. 呼吸机气道高压报警(Peak 升高)常见的原因不包括　　　　（　　）

A. 呼吸道分泌物增加或分泌物阻塞人工气道

B. 气管插管或气管切开的导管移位

C. 呼吸机管路不畅,如管路打折,积水过多

D. 人机对抗

E. 患者呼吸过快

29. 急性左心衰竭患者为纠正缺氧给予机械通气治疗,治疗过程中血气分析
结果示 pH 7.48,PaO_2 110 mmHg,$PaCO_2$ 24 mmHg,该如何纠正（　　）

A. 降低潮气量　　　　　　　　　　B. 提高分钟通气量

C. 加快呼吸频率　　　　　　　　　D. 提高氧浓度

E. 降低气道压力

30. 正压通气对脏器功能的影响说法错误的是　　　　　　　　　（　　）

A. 可使颅内静脉血回流障碍,颅内压升高

B. 可使胸膜腔内压减少,血液回流增加,右心室前负荷增加,心输出量增加

C. 肝脏血液灌注和回流受阻,肝功能受损,胆汁分泌也受一定影响

D. 可使肾脏灌注不良,并激活肾素-血管紧张素-醛固酮系统,导致水钠
潴留

E. 患者易并发上消化道出血

31. 下列关于设置常用通气参数说法**错误**的是 （　　）

A. 潮气量的设置要根据病人的阻力、顺应性及个体病理生理学考虑,成人一般为 5～15 ml/kg

B. 临床常用的吸气流速,成人为 40～100 L/min,婴儿为 4～10 L/min

C. 临床常用的吸呼比为 1：(1.5～2.5),延长吸气时间可改善氧合,但有可能发生人机对抗

D. 临床常用的触发灵敏度为 0.5～2 cmH$_2$O

E. 使用压力支持通气、SIMV 指令呼吸时,流量触发优于压力触发

32. 自身免疫性溶血性贫血病人输血首选 （　　）

A. 浓缩红细胞　　　　　　　　B. 洗涤红细胞

C. 少白细胞的红细胞　　　　　D. 冰冻红细胞

E. 照射红细胞

33. 患者,男性,70 岁,输血 30 分钟后,突发呼吸急促、发绀、咳吐血性泡沫痰,颈静脉怒张,肺内可闻及大量湿性啰音,心率 130 次/分。临床诊断是

（　　）

A. 心力衰竭　　　　　　　　　B. 溶血反应

C. 过敏反应　　　　　　　　　D. 细菌污染反应

E. 以上都不是

34. 全麻状态下,溶血反应的主要症状是 （　　）

A. 全身皮疹和皮肤瘙痒

B. 腰痛、头痛和胸前区紧迫感

C. 呼吸困难、寒战和低血压

D. 血红蛋白尿、创面严重渗血和低血压

E. 寒战、呼吸困难和创面严重渗血

35. 心电图显示下列哪种情况适宜作电复律治疗 （　　）

A. 频发性室早　　　　　　　　B. 短阵成串室速

C. 心房颤动　　　　　　　　　D. 心房扑动

E. 室扑或室颤

36. 下列哪项**不是**永久起搏器置入适应证 （　　）

A. 伴有临床症状的任何水平的完全或高度房室传导阻滞

B. 临床症状明确,心室率常低于 50 次/分的病态窦房结综合征或房室传导阻滞

C. 无临床症状,间歇性心室率低于 40 次/分,或长达 3 秒的 R-R 间歇的病态窦房结综合征或房室传导阻滞

    D. 急性心肌梗死合并完全性房室传导阻滞,心室率低于 40 次/分,或长达 3 秒的 R-R 间歇

    E. 临床症状明确,颈动脉窦过敏引起心率减慢,心室率低于 40 次/分,或长达 3 秒的 R-R 间歇

37. 急性呼吸窘迫综合征(ARDS)通气策略中说法,<u>错误</u>的是　　　　　（　　）

    A. 常规或大潮气量通气易导致肺泡过度膨胀和气道平台压过高,加重肺损伤

    B. 气道平台压过度升高可导致呼吸机相关肺损伤

    C. 允许性高碳酸血症是非保护性通气策略的结果,并非 ARDS 的治疗目标

    D. 使用适当水平 PEEP 防止呼气末肺泡塌陷,改善低氧血症,并避免剪切力,防止呼吸机相关肺损伤

    E. 对机械通气 ARDS 患者,应推荐常规使用肌松药

38. 下列<u>不属于</u> ALI/ARDS 主要病理特征的是　　　　　　　（　　）

    A. 肺微血管通透性增高　　　　　　B. 肺容积增高

    C. 肺泡渗出富含蛋白质液体　　　　D. 肺水肿及透明膜形成

    E. 肺间质纤维化

39. ARDS 患者床边肺功能监测结果,对严重性评价和疗效判断有意义的是

    （　　）

    A. 肺顺应性降低　　　　　　　　　B. 无效腔通气比例增加

    C. 无呼气流速受阻　　　　　　　　D. VD/VT 降低

    E. 以上都不是

40. 患者,女性,30 岁,因"溺水后出现呼吸困难"入院。查体:神志清,急性面容,呼吸急促,频率 42 次/分,心率 120 次/分,口唇发绀,双肺可闻及广泛干湿啰音。胸片示:双肺斑片状渗出。血气分析示:FiO_2 40％,PaO_2 60 mmHg,$PaCO_2$ 35 mmHg,该患者的氧合指数是　　　（　　）

    A. 150　　　　　　　　　　　　　B. 0.67

    C. 112.5　　　　　　　　　　　　D. 0.85

    E. 以上都不是

41. 关于动脉血气分析的主要指标,<u>错误</u>的是　　　　　　　（　　）

    A. $PaO_2 < 60$ mmHg 提示存在呼吸衰竭

    B. $PaO_2 > 55$ mmHg 提示存在 CO_2 潴留

    C. pH 值在 7.35～7.45,提示没有酸碱平衡紊乱

    D. HCO_3^- 异常说明是呼吸性、代谢性两者酸碱失衡的共同结果

    E. BE 异常主要与代谢性酸碱失衡有关

42. 患者,男性,78岁,因"神志不清3小时"入院。体检:呼吸急促,口唇发绀,心率118次/分,律齐,两肺闻及干啰音,血压70/45 mmHg,血气分析示:pH:7.25,PaO_2:55 mmHg,$PaCO_2$:80 mmHg;既往慢性阻塞性肺疾病史20余年。此时针对该患者的处理,<u>不恰当</u>的是　　　　　(　)

A. 纠正低血压　　　　　　　　　B. 抗生素治疗

C. 持续低浓度给氧　　　　　　　D. 无创正压机械通气

E. 呼吸兴奋剂

43. 患者,男性,82岁,慢性阻塞性肺病史30年。近2周来咳嗽、咳脓痰加剧,2天来神志不清,胡言乱语。动脉血气分析示:pH 7.20,$PaCO_2$ 92 mmHg,PaO_2 50 mmHg,该患者最可能合并的诊断是　　(　)

A. 1型呼吸衰竭　　　　　　　　　B. 2型呼吸衰竭伴肺性脑病

C. 急性脑炎　　　　　　　　　　　D. 急性呼吸窘迫综合征

E. 脑血管意外

44. 关于血流动力性肺水肿<u>正确</u>的是　　　　　　　　　　　(　)

A. 肺毛细血管静水压绝对升高　　B. 肺间质静水压升高

C. 血浆胶体渗透压降低　　　　　　D. 肺毛细血管通透性发生改变

E. 水肿液蛋白含量高

45. 患者,男性,51岁,反复呼吸困难3年余。查体:血压:146/86 mmHg,双肺呼吸音粗,可闻及少许湿啰音,心律绝对不齐,心尖区可闻及2/6级收缩期杂音,双下肢可见水肿。心脏超声提示:风湿性心脏病伴二尖瓣狭窄。随着病情发展,患者心衰加重,此时下列临床表现将最有可能减轻的是　　　　　　　　　　　　　　　　　　　　(　)

A. 肝大压痛　　　　　　　　　　　B. 心率增快

C. 急性肺水肿发作　　　　　　　　D. 胃肠道瘀血

E. 心尖区收缩期杂音

46. 危重病人实施完全胃肠外营养的时机是　　　　　　　　　(　)

A. 发生低血糖昏迷时

B. 发生营养障碍时

C. 创伤即刻

D. 代谢反应急性期(2~5天)过后

E. 有饥饿感时

47. 下列哪项<u>不是</u>完全肠外营养支持的并发症　　　　　　　(　)

A. 低血糖症　　　　　　　　　　　B. 感染

C. 中心静脉导管并发症　　　　　　D. 高渗性酮症昏迷

E. 高血糖症

48. 患者,男性,60 岁,因"COPD 合并呼吸衰竭"入院。现神志清,体温、血压等生命体征尚稳定,但仍需呼吸机辅助通气,对该患者进行营养支持的最佳能量供给方案是　　　　　　　　　　　　　　　　　　（　　）

    A. 增加葡萄糖和脂肪的供给　　　　B. 增加葡萄糖但较少脂肪的供给

    C. 减少葡萄糖但增加脂肪的供给　　D. 减少葡萄糖和脂肪的供给

    E. 不需要营养支持

49. 患者,男性,53 岁,两周前因"突发心前区压榨样疼痛"而入院,诊断为急性前壁心肌梗死,治疗后病情较平稳。一天前夜间突发剧烈咳嗽,憋醒,不能平卧,患者取坐位,咳粉红色泡沫样痰。诊断:急性左心衰竭。此时,除给予吸氧及强心、利尿、扩血管等治疗外,重要的药物是　　　　（　　）

    A. 罗通定　　　　　　　　　　　　B. 哌替啶

    C. 吲哚美辛　　　　　　　　　　　D. 吗啡

    E. 烯丙吗啡

50. 患者,男性,24 岁,因醉酒后呕吐,第二天出现呼吸困难。查体:呼吸 30 次/分,血压 75/50 mmHg,右肺湿啰音,氧饱和度 88％,氧分压 55 mmHg,白细胞 20×10^9/L,诊断考虑　　　　　　　　　（　　）

    A. ARDS　　　　　　　　　　　　B. 酒精过敏性休克

    C. 肺部感染、感染性休克　　　　　D. 误吸导致急性支气管炎

    E. SIRS 反应

51. 患者,男性,34 岁,1 个月前因"风湿性主动脉关闭不全"行主动脉瓣膜置换术,术后 30 天出现发热,体温高达 40℃。查体:心脏听诊主动脉瓣区可闻及 4 级舒张期杂音,脾大。最可能的诊断是　　　　　　（　　）

    A. 人工瓣膜感染性心内膜炎　　　　B. 肺部感染

    C. 原有风湿活动　　　　　　　　　D. 术后吸收热

    E. 败血症

52. 下列哪项符合急性心力衰竭血流动力学变化　　　　　　　　　（　　）

    A. 心率减慢　　　　　　　　　　　B. 心室舒张末压降低

    C. 心肌耗氧量降低　　　　　　　　D. 心室舒张末期容积增加

    E. 心指数增加

53. 吗啡用于急性心力衰竭作用机制如下,除了　　　　　　　　　（　　）

    A. 中枢镇静　　　　　　　　　　　B. 周围血管扩张

    C. 降低肺毛细血管压　　　　　　　D. 正性肌力作用

    E. 抑制呼吸频率

54. 患者,女性,67 岁,因"胆囊炎、胆囊结石"入院,拟在全身麻醉下行"腹腔镜下胆囊切除术",既往有冠心病史。术前血压 110/72 mmHg,心电图示:

二度 Ⅱ 型房室传导阻滞,心率 39 次/分,下列处置正确 （　　）

　　A. 术前安置临时起搏器　　　　　　B. 术中静注异丙肾上腺素

　　C. 术中静注胺碘酮　　　　　　　　D. 术中静注普罗帕酮

　　E. 术中静注腺苷

55. 患者,女性,26 岁,孕 38 周,行剖宫产术,术中大出血经积极输血治疗后,测中心静脉压 22 mmHg,血压 70/50 mmHg,应考虑 （　　）

　　A. 容量血管过度扩张　　　　　　　B. 心力衰竭

　　C. 急性肾功能不全　　　　　　　　D. 肺功能不全

　　E. 容量不足

56. 患者,男性,75 岁,术前诊断"胃体癌",拟行胃癌根治术,询问病史:常劳后出现心前区疼痛,高血压病,心电图显示 ST-T 改变,心率 85 次/分,下列处理哪项正确 （　　）

　　A. 术前 30 分钟肌注阿托品　　　　B. 手术当日停服降压药

　　C. 术晨继续服用美托洛尔　　　　　D. 避免术后镇痛,防止呼吸抑制

　　E. 术中轻度二氧化碳蓄积

57. 患者,女性,65 岁,术前诊断子宫肌瘤,心电图显示心动过速,心率 110 次/分,拟在全麻下行子宫切除术,以下肌松药不适合术中使用的是 （　　）

　　A. 琥珀酰胆碱　　　　　　　　　　B. 泮库溴铵

　　C. 维库溴铵　　　　　　　　　　　D. 罗库溴铵

　　E. 顺苯阿曲库铵

58. 休克时易发生的酸碱失衡类型是 （　　）

　　A. 代谢性碱中毒　　　　　　　　　B. 呼吸性酸中毒

　　C. 代谢性酸中毒　　　　　　　　　D. 呼吸性碱中毒

　　E. 以上都不是

59. 肾性急性肾损伤的常见病因不包括 （　　）

　　A. 肾脏缺血　　　　　　　　　　　B. 内源性肌球蛋白

　　C. 肾毒性药物　　　　　　　　　　D. 急性肾小管坏死

　　E. 急性尿路梗阻

60. 急性肾损伤少尿期并发症不包括 （　　）

　　A. 代谢性酸中毒　　　　　　　　　B. 水中毒

　　C. 高钾血症　　　　　　　　　　　D. 低磷血症和高钙血症

　　E. 高镁血症

61. 患者,男性,45 岁,入院诊断:交通事故致肝破裂。入院时血压 80/60 mmHg,脉搏 120 次/分,神志尚清楚,口渴,肤色苍白,尿少,估计失血量是 （　　）

　　A. 2 000～3 000 ml　　　　　　　B. 1 700～2 000 ml

C. 800~1 600 ml D. 600~700 ml

E. 400~500 ml

62. 患者,女性,65 岁,在全麻下行食管中段癌根治术,术后安返 ICU,患者当晚清醒拔管后出现多语伴不自主活动,急性发作,伴有攻击行为,并欲自行拔除胃管,立即束缚四肢控制,监测生命体征均正常。诊断:术后谵妄躁动。下列说法关于术后谵妄的治疗与预防**不恰当**的是 （　）

   A. 术前完善各种检查,全面了解患者术前并存的基础疾病、营养状况等,评估各脏器功能及代偿能力

   B. 对于高龄、术前合并神经系统功能障碍的高危患者,围术期尽量避免使用抗胆碱能药物如阿托品、东莨菪碱等

   C. 术中注意维持氧供、合适的血压和血红蛋白水平、水电解质平衡

   D. 术后给予积极的躯体营养和心理支持治疗

   E. 立即控制精神症状

63. 患者,男性,45 岁,10 小时前因交通意外导致多发性肋骨骨折。广泛软组织创伤,肠穿孔,脾破裂,一度血压不能测出,目前无尿 4 小时,血压已平稳,血钾 6.5 mmol/L,BUN 18 mmol/L,Cr 255 μmol/L,CO_2CP 12 mmol/L,在进行抢救治疗时下列措施暂**不考虑**的是 （　）

   A. 无肝素血液透析　　　　　　　B. 腹膜透析

   C. 脾切除及肠穿孔修补术　　　　D. 纠正水、电解质和酸碱失衡

   E. 袢利尿剂静脉注射

64. 患者,女性,60 岁,行盆腔肿瘤切除术,术后 12 小时出现少尿（10 ml/h）,血尿素氮 17 mmol/L,肌酐 198 μmol/L,尿比重 1.025,尿钠 13 mmol/L。诊断为急性肾小管坏死,对本病的治疗**不妥**的是 （　）

   A. 纠正可逆病因　　　　　　　　B. 重症病例尽早透析

   C. 补充营养　　　　　　　　　　D. 避免使用肾毒性药物

   E. 不需控制输液量

65. 下列选项**不属于**肝细胞功能障碍时发生低血糖原因的是 （　）

   A. 胰岛素灭活障碍

   B. 肝糖原转变为葡萄糖的过程障碍

   C. 胰高血糖素灭活障碍

   D. 细胞内质网葡萄糖-6-磷酸酶活性降低

   E. 肝糖原储备减少

66. 患者,男性,56 岁,3 个月来自觉全身乏力,恶心、呕吐,食欲不振,腹胀,常有鼻出血。近半月来腹胀加剧并突然陷入昏迷而入院。既往有慢性肝炎史。体检:营养差,面色萎黄,巩膜轻度黄染,面部及上胸部可见蜘蛛痣,

腹部胀满,移动性浊音阳性,下肢轻度凹陷性水肿。实验室检查:红细胞 3×10^{12}/L,血红蛋白 100 g/L,血小板 61×10^9/L ,胆红素 51 μmol/L(3 mg/dl),血钾 3.2 mmol/L,血浆白蛋白 25 g/L,球蛋白 40 g/L。下列说法**不是**该患者昏迷的原因是 （ ）

    A. 慢性肝炎肝硬化致肝性昏迷　　　　B. 心功能不全

    C. 脑细胞水肿　　　　　　　　　　　D. 低血糖

    E. 氨中毒

67. 患者,女性,23 岁,因"突发腹痛并晕厥"入院。诊断为宫外孕大出血,紧急手术发现腹腔出血约 2 000 ml,输入大量库存悬浮红细胞。术后第二天患者出现皮肤巩膜黄疸,查血清胆红素 50 μmol/L,ALT:70 U/L,AST:130 U/L,并且黄疸呈进行性加深。下列关于术后肝功能障碍的说法**正确**的是 （ ）

    A. 手术时大量输入库存血导致

    B. 肝功能障碍为可逆

    C. 大出血休克导致肝功能障碍

    D. 病情为良性经过,一般不需特殊治疗

    E. 以上都是

68. 下列关于围术期甲亢危象描述**正确**的是 （ ）

    A. 高血压是甲亢危象的特征表现,是与一般甲亢未发生危象时的重要鉴别点

    B. 甲亢危象患者常出现高钾血症

    C. β-肾上腺素受体阻滞剂是缓解甲亢危象时心律失常的首选药

    D. 甲亢危象时,应立即给予肾上腺素抢救

    E. 主要症状是心率增快、血压增高、脉压增大

69. 下列说法**不正确**的是 （ ）

    A. 尽快降低血糖是救治高渗性非酮症高血糖昏迷患者成败的关键

    B. 高渗性非酮症高血糖昏迷患者应及时给予抗凝治疗

    C. 高渗性非酮症高血糖昏迷患者发生意识障碍主要原因是由于酸中毒

    D. 发生高血糖昏迷时,应立即使用大剂量胰岛素快速降低血糖

    E. 危重患者发生急性高血糖症是应激的表现,一般不需特别控制血糖

70. 患者,女性,78 岁,血糖升高病史 20 余年,未服药治疗,家人发现最近精神萎靡,神志恍惚,带其入院治疗,入院查体发现口唇干燥,皮肤弹性差,查血糖 38 mmol/L,下列治疗措施**不当**的是 （ ）

    A. 尽早补液治疗,首选生理盐水

    B. 应用肝素、低分子肝素等抗凝剂防止静脉血栓

C. 治疗首选胰岛素,快速降低血糖

D. 患者易发生低钾血症,应在监测下补钾

E. 轻度酸中毒常随足量补液和胰岛素治疗而纠正,不需使用碱性溶液

71. 患者,男性,39 岁,甲亢病史 6 年,一直不规则服药治疗,因"^{131}I 治疗后两个月发热"入院,患者神志清楚,烦躁不安,食欲不振,查体:体温 38.5℃,心率 130 次/分,呼吸 30 次/分,血压 110/70 mmHg。下列关于该患者治疗措施<u>正确</u>的是　　　　　　　　　　　　　（　　）

　　A. 丙硫氧嘧啶每日 600 mg,分 3 次口服

　　B. 每日口服复方碘溶液　　　　　　C. 人工冬眠合剂降低体温

　　D. 及时补充水及纠正电解质紊乱　　E. 以上都是

72. 下列关于 MODS 说法<u>不正确</u>的是　　　　　　　　　　　　　　　（　　）

　　A. 在严重创伤、休克、感染等过程中,短时间内同时或相继出现两个或两个以上的器官系统功能障碍

　　B. 一旦治愈,可不遗留器官系统损伤的痕迹

　　C. MODS 时机体处于高代谢状态,外源性营养也不能阻止自身消耗

　　D. 病理学改变缺乏特异性

　　E. 最易受累器官是肾脏

73. 患者,男性,33 岁,因车祸致"肋骨骨折、血气胸",入院时呼吸急促,面色轻度发绀,此时患者肺部病理生理特征中,<u>不正确</u>的是　　　（　　）

　　A. 肺水肿　　　　　　　　　　　B. 肺泡内透明膜形成

　　C. 肺纤维化　　　　　　　　　　D. 肺不张

　　E. 肺出血

A3/A4 型题

　　74—76 题共用题干

　　患者,女性,59 岁,体重 70 kg,因"胃癌"拟在全身麻醉下行全胃切除术。术前无贫血(Hct37%),术前禁食 8 h,麻醉手术时间 4 h,术中失血量 500 ml。自诉有高血压及活动后胸前不适感,ECG 提示 ST 段改变。

74. 该病人麻醉手术期间的补液量大致为　　　　　　　　　　　　　（　　）

　　A. 1 600～2 000 ml　　　　　　　B. 2 000～2 400 ml

　　C. 2 500～2 700 ml　　　　　　　D. 1 200～1 800 ml

　　E. 3 000～3 200 ml

75. 该患者术中允许的最大失血量是多少　　　　　　　　　　　　　（　　）

　　A. 550 ml　　　　　　　　　　　B. 720 ml

　　C. 960 ml　　　　　　　　　　　D. 1 200 ml

E. 480 ml

76. 术中急查血气分析提示:pH 7.31,$PaCO_2$ 70 mmHg,BE +8 mmol/L。应诊断为 （　　）

A. 呼吸性酸中毒合并代谢性碱中毒

B. 呼吸性酸中毒合并代谢性酸中毒

C. 单纯性呼吸性酸中毒

D. 单纯性代谢性碱中毒

E. 代谢性碱中毒伴代偿性高 CO_2 血症

77—79 题共用题干

患者,男性,57 岁,胰十二指肠切除术后 6 天发生胰漏,出现呼吸深快。查体:颜面潮红,心率 110 次/分,血压 90/60 mmHg,腱反射减弱。血气分析:pH 7.27,$PaCO_2$ 28 mmHg,BE −15 mmol/l。

77. 该患者酸碱紊乱最可能是 （　　）

A. 呼吸性酸中毒合并代谢性酸中毒

B. 呼吸性碱中毒合并代谢性酸中毒

C. 代谢性酸中毒合并呼吸性碱中毒

D. 呼吸性酸中毒伴代偿性低 CO_2 血症

E. 代谢性酸中毒合并呼吸性酸中毒

78. 除病因治疗外,还宜选用 （　　）

A. 辅助呼吸,加速二氧化碳排出　　　B. 生理盐水

C. 输高渗葡萄糖液　　　　　　　　　D. 适量补充碳酸氢钠

E. 降低通气量使 $PaCO_2$ 升至 40 mmHg 左右

79. 若代谢性酸中毒纠正后,患者出现心律失常,T 波低平,应首先考虑 （　　）

A. 高血钾　　　　　　　　　　　　　B. 低血钾

C. 呼吸性酸中毒　　　　　　　　　　D. 呼吸性碱中毒

E. 高渗性脱水

80—82 题共用题干

患者,女性,59 岁,因"慢性胆囊炎、胆囊结石、胆石症急性发作"入院。既往有高血压、冠心病史,血压 155/72 mmHg。心电图示:心率 66 次/分,ST-T 改变。在全身麻醉下行"胆囊切除＋胆总管探查 T 管引流术",术中处理胆囊时突然心率减慢、室性二联律。

80. 下列哪项处理<u>不当</u> （　　）

A. 术前肌注东莨菪碱　　　　　　　　B. 减少气管插管反应

C. 避免心动过速　　　　　　　D. 控制术中高血压

E. 以浅全麻加肌松维持麻醉

81. 术中处理胆囊时突然心率减慢、室性二联律的原因应首先想到　　（　　）

A. 胆心反射　　　　　　　　　　B. 缺氧

C. 高二氧化碳血症　　　　　　D. 手术刺激肝脏

E. 低血压

82. 若术中处理胆囊时突然心率降至 39 次/分,应该采取　　　　　　（　　）

A. 静注胺碘酮　　　　　　　　　B. 艾司洛尔

C. 立即停止手术操作刺激　　　D. 利多卡因

E. 安装临时起搏器

83—84 题共用题干

患者,男性,66 岁。胸闷胸痛间断发作 4 年,加重 3 个月,诊断为"冠心病、三支病变",左心室射血分数为 50%,拟行体外循环下冠状动脉旁路移植术。

83. 该患者的冠状动脉血流量主要取决于　　　　　　　　　　　　（　　）

A. 冠状动脉灌注压

B. 冠状动脉总阻力

C. 脉压差

D. 冠状动脉灌注压和冠状动脉总阻力

E. 血液黏稠度

84. 该患者麻醉基本原则,除外哪一项　　　　　　　　　　　　　（　　）

A. 麻醉诱导力求平稳　　　　　　B. 维持接近正常血容量

C. 保持满意的通气　　　　　　　D. 避免内环境紊乱

E. 适当使用正性肌力药物,增加心排血量

85—86 题共用题干

患者,女性,30 岁,因"宫外孕休克"入院,体检:面色苍白,出冷汗,心率 140 次/分,血压 60/40 mmHg,经充分准备后进行手术,术后 24 小时尿量降为每日 300 ml,血压正常,血 Cr 600 μmol/L;48 小时后血 Cr 750 μmol/L。

85. 有关少尿的病史采集中最重要的是　　　　　　　　　　　　　（　　）

A. 低血压的程度　　　　　　　　B. 低血压的持续时间

C. 低血压的持续时间和程度　　D. 失血量多少

E. 输液量多少

86. 本例最佳治疗方案是　　　　　　　　　　　　　　　　　　（　　）

A. 限制水摄入　　　　　　　　B. 使用大剂量利尿剂

C. 使用甘露醇　　　　　　　　D. 透析疗法

E. 使用扩血管药物

87—88 题共用题干

患者,男性,69 岁,行"经直肠前列腺穿刺活检＋经尿道前列腺电切术",术后出现寒战、高热(39.3℃)、气促、血压下降、神志模糊、皮肤黏膜发绀,及时转入 ICU 治疗,5 年前有陈旧性心梗病史。

87. 患者首先考虑　　　　　　　　　　　　　　　　　　　（　　）

A. 感染性休克　　　　　　　　B. 心源性休克

C. 神经源性休克　　　　　　　D. 过敏性休克

E. 低血容量性休克

88. 下列治疗措施中,<u>不正确</u>的是　　　　　　　　　　　　（　　）

A. 待药物敏感试验结果出来后选择敏感抗生素

B. 早期、足量使用广谱抗生素

C. 尽早建立有创气道,机械通气治疗

D. 纠正水电解质、酸碱失衡紊乱

E. 充分镇静镇痛

89—91 题共用题干

患者,男性,90 岁,反复咳嗽、咳痰 30 多年,活动后气促 10 年,加重 5 天,近 3 天伴嗜睡。体检:双肺布满干湿啰音,以湿啰音为主,双下肢水肿,动脉血气示:pH 7.30,$PaCO_2$ 80 mmHg,PaO_2 47 mmHg,BE ＋3.0 mmol/L。既往吸烟史 40 年。

89. 最有可能的诊断是　　　　　　　　　　　　　　　　　　（　　）

A. 急性呼吸窘迫综合征　　　　B. 支气管哮喘伴肺部感染

C. 中毒性脑病　　　　　　　　D. 1 型呼吸衰竭

E. 2 型呼吸衰竭

90. 入院后应立即予以哪项处理　　　　　　　　　　　　　　（　　）

A. 高浓度持续面罩给氧　　　　B. 低浓度间断吸氧

C. 应用 5％碳酸氢钠溶液　　　　D. 尼可刹米

E. 给予常规抗生素

91. 经上述药物治疗无效,患者病情进一步加重,自主呼吸消失,应立即给予下列哪一项处理　　　　　　　　　　　　　　　　　　　（　　）

A. 气管切开＋人工通气　　　　B. 高浓度给氧

　　C. 持续低浓度给氧　　　　　　　　D. 气管插管＋人工通气
　　E. 大剂量呼吸兴奋剂

92—94 题共用题干

　　患者,男性,28 岁。3 小时前经右侧颈内静脉放置中心静脉导管,出现呼吸困难,血压 80/69 mmHg、心率 135 次/分,脉细,听诊心音遥远,检查口唇明显发绀、颈静脉怒张。

92. 该患者出现上述异常最可能的原因是　　　　　　　　　　　　（　　）
　　A. 穿刺时造成空气栓塞　　　　　　　B. 充血性心力衰竭
　　C. 出现张力性气胸　　　　　　　　　D. 心包填塞
　　E. 误穿刺动脉,造成血肿压迫

93. 应采取什么措施　　　　　　　　　　　　　　　　　　　　　　（　　）
　　A. 立即给予止血药　　　　　　　　　B. 中断静脉输液
　　C. 立即给予强心药物抗心力衰竭　　　D. 迅速进行心包腔引流
　　E. 立即输血,同时给予升压药

94. 预防该并发症的做法中,<u>不正确</u>的是　　　　　　　　　　　（　　）
　　A. 经常注意测压水柱是否随呼吸波动
　　B. 经常检查回血是否通畅
　　C. 管端置于右心房内以便准确测压
　　D. 可用 X 线显影判断导管尖的位置
　　E. 导管不宜太硬

三、简答题

1. 当血清钾≥6 mmol/L 或心电图有改变时,降低血钾的措施有哪些?
2. 经食管超声心动图(TEE)在临床麻醉中的应用?
3. 简述术后认知功能障碍定义及其高危因素?
4. 简述高渗性非酮症高血糖昏迷的治疗措施。

参 考 答 案

一、名词解释

　　1. 晶体渗透压:是指溶解在体液中的离子和小分子非离子物质溶质颗粒所产生的渗透压。在人体,晶体渗透压的 98％ 由电解质产生,其中钠离子所产生的渗透压几乎占一半。

2. **胶体渗透压**:是指由溶解在体液中的大分子非离子物质颗粒所产生的渗透压,人体胶体渗透压的 83％由白蛋白产生。

3. **实际碳酸氢盐(AB)**:是指未经 PCO_2 为 40 mmHg 的气体平衡处理的血浆碳酸氢盐的真实含量。

4. **缓冲碱(BB)**:系指一切具有缓冲作用的负离子碱的总和,包括血浆和红细胞内的 HCO_3^-、Hb、HBO_2^-、血浆蛋白(Pr^-)和 $HPO_4^=$。通常在氧饱和的标准状态下测定,正常值为 45～52 mmol/L。

5. **血氧饱和度(SO_2)**:系指血红蛋白被氧饱和的程度,以百分比表示,指血液标本中血红蛋白实际结合氧量与最大结合氧量的百分比,即血红蛋白氧含量与氧容量之比乘以 100％。

6. **肺泡-动脉血氧分压差($A-aDO_2$)**:指肺泡气和动脉血之间的氧分压差值,是反映肺换气和判断血液从肺泡摄取氧能力的指标,正常人吸空气时 $A-aDO_2$ 不超过 10 mmHg,且随年龄上升而增加。

7. **内呼吸**:又称组织呼吸,指在血液与组织细胞间的气体交换,氧气从血液进入组织细胞,CO_2 进入血液的过程。

8. **功能残气量(FRC)**:为平静呼气后肺内所残留的气量,即等于补呼气量加残气量。在呼吸气体交换过程中,缓冲肺泡气体分压的变化,减少通气间歇时对肺泡内气体交换的影响。

9. **氧合指数**:动脉血氧分压/吸入氧分量(PaO_2/FiO_2),正常值范围 430～560。

10. **肺小动脉楔压(PAWP)**:漂浮导管远端位于肺小动脉,导管充气后,阻断肺小动脉内前向血流,导管远端测得远处肺毛细血管和静脉系统的压力,又名肺毛细血管楔压(PCWP),正常值为 5～12 mmHg。

11. **心率变异性**:是指逐次心跳期间的微小差异,它产生于自主神经系统对心脏窦房结自律性的调制,心搏间期一般存在几十毫秒的差异或搏动,是测定心脏自主神经张力的一种较为敏感的无创监测方法。

12. **激活全血凝固时间(ACT)**:又称硅藻土激活凝血时间,将惰性硅藻土加入血液内,以加速血液凝固过程。正常值 90～130 s。该法常用于体外循环监测肝素抗凝效果,并用以计算鱼精蛋白拮抗肝素的用量。

13. **甲状腺功能亢进危象**:是指甲亢患者长期未经治疗或治疗不当,或在未控制病情时遇到某种应激情况,致甲状腺素合成和分泌加速,释放入血过多,引起高热、脱水、衰竭、休克、昏迷等危重状态。

14. **机械通气**:是应用呼吸机进行人工通气治疗呼吸功能不全的一种有效方法,其主要作用是增加肺泡通气,减少病人呼吸做功和改善氧合。

15. **呼气末正压(PEEP)**:指吸气由患者的自主呼吸触发或呼吸机产生,而呼气终末借助于装在呼气端的限制气流活瓣装置,使气道压力高于大气压。可使萎陷的肺泡重新扩张,增加 FRC 和肺顺应性,改善通气和氧合,减少肺内分流,是治疗低氧血症的重要手段之一。

16. 持续气道正压(CPAP):患者在自主呼吸的基础上,于吸气期和呼气期由呼吸机向气道内输送一个恒定的新鲜正压气流,正压气流大于吸气气流,气道内保持持续正压,气流量和正压可按患者具体情况调节。

17. 大量输血:紧急输血量超过血容量的 1.5 倍以上,或 1 h 内输入相当于病人血容量的 1/2,常伴有稀释性血小板减少及纤溶亢进。

18. 急性血液稀释自身输血(ANH):手术当天、麻醉前或麻醉后,通过一路动脉或静脉采取一定量的自体血。同时,通过另一路静脉快速补充相应量的晶体和(或)胶体液,待手术止血结束后再回输给病人。

19. 血液回收:指用血液回收装置,将患者体腔积血、手术中失血及术后引流血经过过滤、去沫、抗凝等处理后输回给患者,适用于紧急情况下,如脾破裂、宫外孕等抢救患者之需。

20. 肺复张性肺水肿:各种原因导致肺萎陷后在肺复张时或复张后 24 小时内发生的急性肺水肿,肺萎陷越久,复张速度越快,胸膜腔负压越大,越容易发生。

二、选择题

1. E　**2.** B　**3.** B　**4.** E　**5.** A　**6.** E　**7.** D　**8.** B　**9.** A

10. B　**11.** D　**12.** E　**13.** E　**14.** B　**15.** C　**16.** D　**17.** A　**18.** B

19. A　**20.** C　**21.** B　**22.** E　**23.** D　**24.** C　**25.** A　**26.** C　**27.** D

28. E　**29.** A　**30.** B　**31.** E　**32.** B　**33.** A　**34.** D　**35.** E　**36.** D

37. E　**38.** B　**39.** A　**40.** A　**41.** C　**42.** D　**43.** C　**44.** A　**45.** C

46. D　**47.** D

48. C　**解析:**危重病和消耗性疾病均需营养支持,COPD 患者在营养支持过程中能量来源应考虑适当增加脂肪所占的比重,减少葡萄糖供能的比重,有利于减少二氧化碳的排出。

49. D　**50.** C　**51.** A　**52.** D　**53.** E　**54.** A　**55.** B　**56.** C　**57.** B

58. C　**59.** E　**60.** D　**61.** C　**62.** E　**63.** B　**64.** E　**65.** C　**66.** B

67. E　**68.** C　**69.** B　**70.** C　**71.** B　**72.** B　**73.** C　**74.** C　**75.** B

76. A　**77.** D　**78.** D　**79.** B　**80.** E　**81.** A　**82.** C　**83.** A　**84.** E

85. C　**86.** D　**87.** A　**88.** A　**89.** E　**90.** D　**91.** C　**92.** D　**93.** D

94. C

三、简答题

1. 当血清钾≥6 mmol/L 或心电图有改变时,降低血钾的措施有哪些?

(1) 5% 碳酸氢钠液 40～60 ml 静脉缓注(约 5 min);

（2）10％葡萄糖酸钙 10～20 ml 静脉缓注（约 3～5 min）；

（3）20％葡萄糖液 100～200 ml，按每 3～4 g 葡萄糖加胰岛素 1U 静脉滴注，必要时过 3～4 h 重复使用；

（4）根据肾衰竭情况和适应证分别采用离子树脂交换、腹膜透析及血液净化把血浆钾离子通过各种方法分离出来。

2. 经食道超声心动图（TEE）在临床麻醉中的应用？

在心血管手术中，TEE 主要用于监测和诊断。

（1）监测心肌缺血：一般将食管探头放在左心室乳头肌水平，该水平能观察到所有三个大冠状动脉供血的区域，故对心肌缺血的监测极为敏感。

（2）监测血流栓子：左心耳是血栓好发的位置，而 TEE 对该位置的观察极为清晰。

（3）其他：① 二尖瓣成形术疗效的评价；② 肥厚型心肌病左室流出道疏通术及部分切除术；③ 监测缺损修补术后有无残余分流及分流量；④ 观察人工瓣膜置入后的情况；⑤ 冠心病旁路手术前或经皮冠状动脉成形术（PTCA）后观察缺血心肌范围及改善情况；⑥ 评价左室整体及局部收缩功能；⑦ 心脏移植前后其形态与功能的评价。

3. 简述术后认知功能障碍定义及其高危因素？

定义：指麻醉和手术后出现的记忆能力下降、注意力不能集中、判断和解决问题能力下降等认知功能改变，严重者还会出现人格和社会行为能力下降。

高危因素包括：① 患者年龄；② 患者术前存在血管相关性疾病；③ 麻醉相关因素，如麻醉方法、药物、麻醉过程中病理生理改变如过度通气、低血压、低氧血症，麻醉深度，术后镇痛方法；④ 手术相关因素，如手术类型；⑤ 遗传因素；⑥ 环境因素；⑦ 精神心理因素；⑧ 术后其他一些异常的病理生理改变，如术后低心排、严重心律失常、急性肾衰竭、低血氧性酸中毒等。

4. 简述高渗性非酮症高血糖昏迷的治疗措施。

（1）尽早补液纠正脱水：治疗中补液总量可达 6～10 L，总量的 1/3 应于诊断后 4 h 内输入，余 2/3 则在随后 24 h 内输入；

（2）静脉滴注小剂量胰岛素缓慢降低血糖，同时加强血糖监测；

（3）高渗性非酮症高血糖昏迷患者易发生低血钾，应及时补钾，并定时血钾测定及连续心电图监测；

（4）纠正酸中毒：轻度酸中毒常随足量补液和胰岛素治疗而纠正，不需使用碱性溶液；

（5）抗凝治疗，防止血液浓缩高凝产生血栓。

第十章 疼痛诊疗学

一、名词解释

1. 视觉模拟评分(VAS)

2. 患者自控镇痛术(PCA)

3. 分娩镇痛

二、选择题

A1/A2 型题

1. 患者,男性,58 岁,颈肩痛 3 年,步态不稳 3 个月,近 1 月来出现行走踏棉感,查体 Hoffmann 征阳性,双膝反射活跃,该患者的诊断是　　　　　（　　）

    A. 髌骨软化症　　　　　　　　　B. 颈椎病

    C. 腰椎病　　　　　　　　　　　D. 肩周炎

2. 患者,男性,45 岁,诉头痛,头晕 3 个月,颈侧屈或后伸时头晕加重,猝倒 3 次,有时视物不清,椎动脉造影有部分梗阻,最可能的诊断是　　　　（　　）

    A. 美尼尔综合征　　　　　　　　B. 椎动脉型颈椎病

    C. 体位性眩晕　　　　　　　　　D. 脊髓肿瘤

    E. 粘连性蛛网膜炎

3. 患者,女性,71 岁,右侧面颊部反复发作性剧烈性疼痛 2～3 年,每次持续数秒钟,神经系统检查未发现异常,目前临床上止痛药最有效药物是

    （　　）

    A. 巴氯酚　　　　　　　　　　　B. 苯妥英钠

    C. 卡马西平　　　　　　　　　　D. 氯硝西泮

    E. 索米痛片

4. 患者,男性,82 岁,患糖尿病 30 余年,2 年来自觉左下肢发凉,一个月前出现左第一趾发黑,溃烂,疼痛剧烈,抗生素治疗效果不佳,来疼痛门诊行神经阻滞治疗。对该患者最可能实施的神经阻滞方法是　　　　　（　　）

    A. 腰部硬膜外神经阻滞　　　　　B. 腰交感神经阻滞

    C. 腰大肌间沟神经阻滞　　　　　D. 坐骨神经阻滞

    E. 股神经阻滞

5. 患者,男性,67 岁,胰腺癌晚期,上腹部及后背部疼痛,口服美施康定每日

600 mg,镇痛效果仍欠佳,欲行神经毁损治疗,此时宜选择的毁损神经是

( )

A. 腰交感神经　　　　　　　　B. 腹腔神经丛

C. 下腹下神经丛　　　　　　　D. 内脏大神经丛

E. 星状神经节

6. 患者,男性,50 岁,左面部发作性疼痛 3 个月,疼痛呈电击样,持续 30 秒左右,每天发作 2～3 次,头颅 CT、MRI 未见异常。诊断为原发性三叉神经痛。该患者治疗方法首选　　　　　　　　　　　　　　　　( )

A. 口服卡马西平

B. 左面部按摩理疗

C. 开颅微血管减压术

D. 三叉神经半月神经节射频毁损术

E. 补钙

7. 患者,女性,66 岁,主诉:左肋部针刺样疼痛 5 年。患者 5 年前于左肋部 T_6～T_7 支配区出现条带状疱疹,2 周后疱疹消退,但疼痛持续至今,为针刺样,风吹及衣物摩擦患处可诱发剧烈疼痛。既往有糖尿病病史 9 年。查体:左肋部 T_6～T_7 支配区色素沉着,痛觉过敏,T_6～T_7 椎旁压痛。该患者最可能的诊断是　　　　　　　　　　　　　　　　　　( )

A. 带状疱疹　　　　　　　　　B. 带状疱疹后神经痛

C. 肋间神经痛　　　　　　　　D. 肋软骨炎

E. 糖尿病周围神经炎

8. 患者,男性,56 岁,右上肺肺癌手术后 2 年,全身广泛转移,右胸、背、腹部疼痛剧烈,口服对乙酰氨基酚、曲马朵等镇痛效果差,改用美施康定加强镇痛。长期口服美施康定常见的并发症<u>不包括</u>　　　　　　( )

A. 胃溃疡　　　　　　　　　　B. 恶心呕吐

C. 便秘　　　　　　　　　　　D. 瘙痒

E. 尿潴留

9. 患者,女性,28 岁,右侧枕顶部胀痛 20 天,以午后及夜间明显,影响工作和休息。发病前有受凉伤感史。查体:头面部皮肤正常,右枕偏外侧有一压痛点,颈部活动无异常,双上肢活动无异常,颈椎旁无明显压痛点。颈椎 X 线片未见异常。该患者的诊断可能是　　　　　　　　　　　( )

A. 血管性偏头痛　　　　　　　B. 颈源性头痛

C. 枕大、枕小神经炎　　　　　D. 丛集性头痛

E. 不定陈述综合征

10. 患者,女性,65 岁,较胖,双膝关节疼痛 5 年,加重 4 个月。X 线片示:双膝

退行性关节炎,骨质疏松。以下处理<u>不妥</u>的是　　　　　　　　　　(　　)

A. 补充钙剂,降钙素 100 U,肌注 14 天

B. 维生素 D 360 万 U,肌注 14 天

C. 消炎镇痛药局部注射治疗

D. 减肥,减轻膝关节负重,加强股四头肌锻炼

E. 绝对卧床休息

11. 患者,女性,50 岁,左枕颞部持续性钝痛 3 年,晨起发作,抬头或低头疼痛加重,每次发作持续数小时,且疼痛停止后有发际触痛,其姊妹均有类似头痛史。最可能的诊断　　　　　　　　　　　　　　　　(　　)

A. 颞动脉炎　　　　　　　　　　B. 丛集性头痛

C. 偏头痛　　　　　　　　　　　D. 肌紧张性头痛

E. 枕大神经性头痛

12. 患者,女性,50 岁,右肩疼痛 2 个月,活动受限,右三角肌、肱二头肌压痛,双手无麻木感。该患者最可能的诊断是　　　　　　　　(　　)

A. 狭窄性腱鞘炎　　　　　　　　B. 类风湿性关节炎

C. 肩周炎　　　　　　　　　　　D. 肱骨外上髁炎

E. 脊髓型颈椎病

13. 患者,女性,18 岁,两天前腰背部出现不规则红斑,继而出现成簇水泡,粟粒大小,未超过中线,并伴有烧灼感,疼痛剧烈。该患者最可能诊断是

(　　)

A. 单纯疱疹　　　　　　　　　　B. 肋间神经炎

C. 胸膜炎　　　　　　　　　　　D. 接触性皮炎

E. 带状疱疹

14. 患者,男性,38 岁,因腰痛伴右下肢放射痛急性发作 4 天,疼痛加重而入院。查体:下腰椎旁压痛,右直腿抬高试验 50°,加强试验(＋),足外侧皮肤感觉麻木,右足背屈肌力减弱,腱反射消失。该患者诊断为　　(　　)

A. 腰肌劳损　　　　　　　　　　B. 腰椎管狭窄

C. 腰椎间盘突出　　　　　　　　D. 颈椎病

E. 椎管内肿瘤

15. 患者,女性,45 岁,反复拇指掌面基底部疼痛及弹响 3 年。查体:局部可扪及小结节,有压痛,伸屈拇指时可感到弹响。最可能的诊断是　　(　　)

A. 滑囊炎　　　　　　　　　　　B. 腱鞘囊肿

C. 神经纤维瘤　　　　　　　　　D. 韧带损伤

E. 狭窄性腱鞘炎

16. 患者,男性,56 岁,右侧下肢痛 6 年,加重 1 月,向足跟放射,弯腰、咳嗽时加

重。体检:$L_5 \sim S_1$ 椎间隙、L_5 椎旁有压痛,直腿抬高试验(＋),"4"字试验(－)。MRI 提示 $L_5 \sim S_1$ 椎间盘突出。以下对该患者的处理<u>不妥</u>的是 （　）

A. 佩戴腰围保护

B. 适当腰背肌锻炼

C. 更换席梦思床垫改善睡眠舒适度

D. S_1 脊神经根阻滞

E. $L_5 \sim S_1$ 硬膜外阻滞

17. 患者,女性,45 岁,急性面神经炎,在行星状神经节阻滞治疗过程中诉耳鸣,嘴唇发麻,该患者可能发生了 （　）

A. 全脊麻 　　　　　　　　　B. 霍纳综合征

C. 喉上神经阻滞 　　　　　　D. 局麻药毒性反应

E. 颈部硬膜外阻滞

18. 患者,女性,43 岁,左侧下颌、下唇电击样疼痛 2 年,加重 1 个月。左下唇外侧有扳机点。诊断为左侧原发性三叉神经痛(第三支),现拟行三叉神经分支阻滞及扳机点注射。以下阻滞神经选择<u>正确</u>的是 （　）

A. 额神经阻滞＋下颌神经阻滞

B. 眶上神经阻滞＋滑车神经阻滞

C. 上颌神经阻滞＋额神经阻滞

D. 滑车神经阻滞＋下颌神经阻滞

E. 眶下神经阻滞＋下颌神经阻滞

19. 患者,男性,62 岁,糖尿病八年,肩部疼痛 2 个月余并伴有活动受限,需注射药物治疗,下列哪种药物<u>不宜使用</u> （　）

A. 局麻药 　　　　　　　　　B. 维生素

C. 东莨菪碱 　　　　　　　　D. 泼尼松

E. 抗生素

20. 患者,男性,71 岁,前列腺癌根治术后,静脉注射镇痛药物应特别注意 （　）

A. 尿潴留 　　　　　　　　　B. 呼吸抑制、血压大幅度波动

C. 睡眠不足 　　　　　　　　D. 伤口不愈合

E. 体温升高

三、简答题

1. 简述疼痛的分类方法。

2. 简述 WHO"癌痛三阶梯治疗方案"及其治疗原则。

参 考 答 案

一、名词解释

1. 视觉模拟评分(VAS):通常是在一张白纸上画一条长 10 cm 的粗线,两端分别写上无痛(0)和剧烈疼痛(10)字样。被测者根据感受程度,在直线上相应部位做记号,从无痛端至记号之间的距离即为疼痛评分,表示疼痛的量。

2. 患者自控镇痛术(PCA):是一种新的镇痛给药方法,它是通过一种特殊的注射泵,允许病人自行给药的一种急性疼痛治疗方式。

3. 分娩镇痛:是指采用某种镇痛方法消除分娩时的疼痛,或将分娩过程中的疼痛降低到最低程度。

二、选择题

1. B　**解析:**患者的临床表现和体征符合脊髓型颈椎病,椎间盘突出压迫颈段脊髓,出现髓性感觉、运动障碍。

2. B　**解析:**患者眩晕、头痛、视觉障碍和突然摔倒属于椎动脉型颈椎病的临床表现,椎动脉造影更为该诊断提供了可靠依据。

3. C

4. B　**解析:**腰交感神经阻滞适应于下肢灼性神经痛、幻肢痛和糖尿病末梢痛等。因此答案选 B。

5. B　**6.** A

7. B　**解析:**带状疱疹是潜伏在感觉神经节的水痘—带状疱疹病毒经再激活引起的皮肤感染,其特征是沿感觉神经相应阶段引起的皮肤疱疹,并伴严重疼痛。新近观点认为带状疱疹经疱疹结痂脱落、皮损愈合后仍遗留或重新出现剧烈的持续或发作性疼痛即为带状疱疹后神经痛。

8. A　**9.** C　**10.** E　**11.** C　**12.** C　**13.** E　**14.** C　**15.** E
16. C　**17.** D　**18.** A　**19.** D　**20.** B

三、简答题

1. 简述疼痛的分类方法。

(1)根据病理学特征,疼痛分为:伤害感受性疼痛(又分内脏痛和躯体痛)、伤害病理性疼痛和两类的混合型疼痛。

(2)根据疼痛持续时间和性质,分为:急性疼痛、慢性疼痛(又分为慢性非癌痛和慢性癌痛)。

(3)其他特殊类型的疼痛:反射性疼痛,心源性疼痛、特发性疼痛等。

2. 简述 WHO"癌痛三阶梯治疗方案"及其治疗原则。

三阶梯疗法其原则为：① 按阶梯给药；② 口服给药；③ 按时给药；④ 个体化用药；⑤ 辅助用药。

（1）第一阶梯轻度癌痛，第一线镇痛药为非阿片类镇痛药，如阿司匹林、NSAIDs，必要时加用镇痛辅助药。NSAIDs 有"封顶效应"，因此当使用一种 NSAID 药物，疼痛得不到缓解时，不宜再换用其他 NSAID 类药物（除非因副作用而换药），而应直接升到第二阶梯用药。

（2）第二阶梯中度癌痛及第一阶梯治疗效果不理想时，可选用弱阿片类药如可卡因等，也可并用第一阶梯的镇痛药或辅助药。

（3）第三阶梯主要针对第二阶梯治疗效果不好的重度癌痛，选用强阿片类药如吗啡。也可辅助第一、第二。

第十一章　临床麻醉学

一、选择题

A1/A2 型题

1. 不能提示患者呼吸功能不全的是 （　　）

　　A. 肺活量低于预计值的 60%

　　B. 通气储量百分比＜70%

　　C. 第 1 秒用力呼出气量占用力肺活量的百分比（$FEV_1/FVC\%$）＜60%

　　D. 呼气时间＜3 s

　　E. 屏气时间＜20 s

2. 关于肥胖对生理功能的影响叙述,错误的是 （　　）

　　A. 使肺-胸顺应性降低　　　　　　　B. 使肺活量、深吸气量减少

　　C. 使功能余气量增加　　　　　　　　D. 使通气血流比值失调

　　E. 使肺泡通气量降低

3. ASA 提出的麻醉中 5 个基本监测手段是 （　　）

　　A. 心电图、动静脉血压、体温、ET-CO_2、尿量

　　B. 体温、SpO_2、心电图、动脉压、中心静脉压

　　C. 心电图、SpO_2、无创动脉压、尿量、中心静脉压

　　D. 心电图、SpO_2、无创动脉压、体温、尿量

　　E. 体温、动脉血压、心电图、SpO_2、$ETCO_2$

4. 判断气管插管成功的最准确的方法是 （　　）

　　A. 上腹部听诊　　　　　　　　　　　B. 双肺野听诊

　　C. 观察胸廓的起伏　　　　　　　　　D. 查看呼气末二氧化碳分压波形

　　E. 纤维支气管镜检查

5. 七氟烷的肺泡浓度不能迅速增加的情况是 （　　）

　　A. 同时吸入 $60\%N_2O$　　　　　　　B. 将七氟烷挥发罐开至最大刻度

　　C. 将氧流量开至 6 L/min　　　　　　D. 增大分钟通气量

　　E. 增加心率

6. 气管插管时,应尽量避免使用下列哪个方法 （　　）

　　A. 头适度后仰

　　B. 咽喉镜自口腔右侧放入

C. 为了更好地暴露声门,压迫甲状软骨

D. 非紧急情况下,可先面罩给氧

E. 气管导管可用管芯塑形

7. 下列哪项是支气管插管的禁忌证 （　　）

A. 有喉水肿的患者　　　　　　　　B. 支气管胸膜瘘

C. 支气管扩张　　　　　　　　　　D. 手术时需一侧肺塌陷

E. 单侧肺脓肿

8. 有关单腔支气管插管,下列选项不正确的是 （　　）

A. 插管前应听诊两肺呼吸音

B. 如有体位变动,应重新听诊,以确定导管的位置

C. 患侧肺手术结束后,为了减轻对隆突的刺激,可边吸引边退至气管内

D. 为了防止导管从支气管滑入气管内,应选用质地较硬的导管

E. 单腔支气管插管应比气管插管深,管径细

9. 支气管定位困难时,下列方法中不正确的是 （　　）

A. 胸部听诊　　　　　　　　　　　B. 应用纤维支气管镜

C. 胸部 X 线　　　　　　　　　　　D. 外科医生直接从手术中定位

E. 根据患者的身高,能正确地确定导管插入的深度

10. 使用喉罩的优点中,不正确的是 （　　）

A. 不需抬头　　　　　　　　　　　B. 密封性较好

C. 不需要咽喉镜　　　　　　　　　D. 插管反应轻

E. 适用于高血压、冠心病的患者

11. 关于臂丛神经肌间沟阻滞,叙述正确的是 （　　）

A. 肌间沟是指中、后斜角肌间隙

B. 肌间沟呈上宽下尖的三角形

C. 易出现桡神经阻滞不完善

D. 注药时用手指压迫穿刺点下部肌间沟,迫使药物向上扩散,可获得较完善的阻滞效果

E. 可阻滞喉返神经,造成声音嘶哑

12. Horner 综合征的征象不包括 （　　）

A. 眼睑下垂　　　　　　　　　　　B. 瞳孔缩小

C. 眼球外突　　　　　　　　　　　D. 眼结膜充血

E. 面微红及无汗

13. 下列不属于局麻药毒性反应的预防措施的是 （　　）

A. 每次注药不要超过极量

B. 每次注药前均应回抽,防止误入血管

C. 对高危病人应加强监测

D. 有局麻药过敏者,不宜使用

E. 注药时不能注入太深的组织

14. 关于颈丛阻滞方法,**错误**的是 （ ）

　　A. 患者应去枕平卧,头转向对侧,双手置于身体两旁

　　B. 胸锁乳突肌后缘中点,即为 C_3 横突处

　　C. 浅丛阻滞是将局麻药注入胸锁乳突肌后缘中点颈阔肌与皮下之间

　　D. 颈深丛阻滞时,将局麻药注入 $C_2 \sim C_4$ 横突即可

　　E. 改良颈丛神经阻滞采用一点法即可

15. **不属于**颈丛阻滞的并发症的是 （ ）

　　A. 喉返神经阻滞　　　　　　　　B. 气胸

　　C. 椎管内阻滞　　　　　　　　　D. 霍纳综合征

　　E. 椎动脉损伤

16. 有关臂丛神经阻滞的说法,**正确**的是 （ ）

　　A. 肌间沟法适用于上臂、肩部及颈部手术

　　B. 锁骨上法气胸发生率较高

　　C. 肌间沟法尺神经阻滞起效快

　　D. 腋路法局麻药毒性反应发生率较低

　　E. 三种臂丛神经阻滞方法都有可能发生椎管内阻滞

17. 腋路阻滞法臂丛神经阻滞往往**不容易**阻滞的神经是 （ ）

　　A. 桡神经　　　　　　　　　　　B. 尺神经

　　C. 肌皮神经　　　　　　　　　　D. 正中神经

　　E. 前臂内侧皮神经

18. 影响局部麻醉药在脑脊液中扩散最重要的因素是 （ ）

　　A. 药物比重　　　　　　　　　　B. 患者体重

　　C. 药物剂量　　　　　　　　　　D. 药物浓度

　　E. 患者身高

19. 使用低分子肝素(LMWH)治疗的患者,需要进行椎管内麻醉时,应在最后一次 LMWH 给药后至少多长时间后进行 （ ）

　　A. 6 h　　　　　　　　　　　　B. 8 h

　　C. 12 h　　　　　　　　　　　D. 24 h

　　E. 48 h

20. 腰麻对生理的影响的描述中,**正确**的是 （ ）

　　A. 阻滞交感神经节前纤维,使动、静脉扩张,回心血量增加

　　B. 低血压的发生率及下降幅度与麻醉平面无关

C. 腰麻对呼吸功能的影响与麻醉平面有关

D. 腰麻不影响肾脏的泌尿

E. 腰麻时胃肠蠕动增加,所以不易发生恶心、呕吐

21. 腰麻的管理,下列说法<u>不正确</u>的是　　　　　　　　　　　　　（　　）

　　A. 出现低血压时应加快补液,若血压下降严重可静脉推注麻黄碱或去氧肾上腺素

　　B. 出现呼吸抑制,有可能发生了全脊麻,应立即气管插管

　　C. 发生恶心呕吐,可以给予甲氧氯普胺或 5-HT$_3$受体拮抗剂

　　D. 出现心率缓慢,可静脉推注阿托品

　　E. 出现恶心呕吐,注意是否有低血压、脑缺氧

22. 硬膜外麻醉对心血管系统的影响,<u>正确</u>的是　　　　　　　　　　（　　）

　　A. 阻滞了交感神经,引起阻力血管和容量血管均扩张,反射性地引起心脏指数增加

　　B. 阻滞平面超过 T$_4$ 以上时,会引起心率增快

　　C. 局麻药中加入的肾上腺素吸收后,由于量较小,故对循环无影响

　　D. 局麻药吸收后,阻滞了 β 受体,致心排量减少

　　E. 阻滞平面超过 T$_4$ 时,交感、副交感神经均阻滞,因此对心脏射血分数无影响

23. 硬膜外麻醉前必须做下列哪项准备　　　　　　　　　　　　　　（　　）

　　A. 术前应作穿刺节段脊柱的 X 线检查

　　B. 所有病人均应给予镇静药,以减少病人的紧张心理

　　C. 所有病人均需检查凝血功能

　　D. 所有病人术前必须使用阿托品或长托宁,防止呕吐

　　E. 所有剧烈疼痛的病人,术前均应使用镇痛药

24. 硬膜外麻醉使用局麻药,下列哪项是<u>错误</u>的　　　　　　　　　（　　）

　　A. 根据手术情况,采取相应的局麻药的浓度

　　B. 为了缩短潜伏期和延长维持时间,局麻药可混合使用

　　C. 为了防止局麻药的毒性反应,局麻药中<u>均应</u>加入肾上腺素

　　D. 给药前应先给予试验剂量

　　E. 应根据病人的全身情况,调整局麻药的浓度和剂量

25. 关于硬膜外腔置管的描述,<u>不正确</u>的是　　　　　　　　　　　（　　）

　　A. 如果导管太软,将导管芯插入作为引导,但切忌超越穿刺针的斜口

　　B. 导管内流出全血,提示导管置入了硬膜外的静脉丛

　　C. 为了防止注入硬膜外腔的药物回流至注射器,可将注射器芯用胶布固定

  D. 如果出现肢体感觉异常,提示导管刺激了神经根,可将导管退出,调整穿刺针的方向后重置

  E. 导管穿过穿刺针的斜口后遇到阻力,需将导管退出重新置管时,应将穿刺针和导管一起退出

26. 硬膜外麻醉过程中,以下处理<u>正确</u>的是   ( )

  A. 硬膜外麻醉时使用试验剂量后阻滞平面不广,再次加药一般不会发生全脊麻

  B. 注药后 20 分钟出现血压下降,应首先给予麻黄碱 15 mg 静注

  C. 硬膜外麻醉的病人,也应准备好麻醉机和气管插管的器械

  D. 病人如出现恶心呕吐,<u>应立即给予氟哌利多 2.5 mg 静注</u>

  E. 硬膜外麻醉不能满足手术要求,应加大局麻药的用量

27. 可有效地预防硬膜外导管误入血管以及由此引起的并发症的方法是

                    ( )

  A. 硬膜外导管内置入钢丝

  B. 应先预注试验剂量的局麻药

  C. 导管置入后若反复回抽无全血,注入小剂量局麻药就不会发生毒性反应

  D. 采用旁入法

  E. 硬膜外穿刺成功后,在置管前先使用小剂量的肾上腺素,使血管收缩

28. 有关全脊髓麻醉,<u>错误</u>的是   ( )

  A. 是硬膜外麻醉的最严重并发症

  B. 一旦发生全脊麻,应立即采取措施,以维持病人循环和呼吸的稳定

  C. 为了防止全脊麻的发生,应预先注入试验剂量的局麻药

  D. 给予试验剂量的局麻药后,如未出现全脊麻,就可以一次性注入维持量

  E. 硬膜外穿刺时尽量避免穿破硬脊膜

29. 有关硬膜外血肿,<u>正确</u>的是   ( )

  A. 是引起硬膜外麻醉后截瘫的唯一原因

  B. 采用旁入法可有效地预防

  C. 硬膜外血肿只会发生在血小板或凝血功能异常的病人

  D. 脑脊液检查蛋白含量增高可确诊硬膜外血肿

  E. 预后取决于早期诊断、及早清除血肿

30. 硬膜外穿刺操作造成神经根损伤的叙述<u>错误</u>的是   ( )

  A. 有"触电"感或痛感

  B. 以感觉障碍为主

  C. 感觉缺失仅局限于 1～2 根脊神经支配的皮区

D. 运动障碍明显且最常见

E. 感觉缺失的平面与穿刺点棘突的平面一致

31. 生理情况下,动脉血压的变化是多种因素相互作用的综合结果,其中最主要的因素是 （　　）

A. 循环血量 　　　　　　　　　　　B. 心率

C. 心输出量和总外周血管阻力 　　　D. 静脉回流量

E. 心交感神经和迷走神经

32. 下列描述<u>不正确</u>的是 （　　）

A. 正常体温患者,控制 MAP 安全低限为 40～50 mmHg

B. 脑血管自身调节最重要的因素是脑灌注压而不是血压

C. 较小剂量的艾司洛尔与血管扩张剂联合使用,可避免反射性心动过速和心肌抑制

D. 低氧性肺血管收缩反应(HPV)有利于维持适当的通气血流比值,抑制 HPV 的药物可加重肺通气血流比值失调,可使肺内分流增加

E. 当收缩压低于 80 mmHg 时,肝动脉血流减少,有引起肝缺血、缺氧和肝细胞损害的危险

33. 关于二氧化碳蓄积的早期表现,叙述<u>错误</u>的是 （　　）

A. 呼吸深快 　　　　　　　　　　　B. 脉搏加快

C. 血压下降 　　　　　　　　　　　D. 肌张力增加

E. 面部潮红

34. 关于麻醉中发生喉痉挛的处理<u>错误</u>的是 （　　）

A. 清除刺激,诸如停止气道吸引,拔出口咽通气道等

B. 加深麻醉,纯氧吸入

C. 对于轻到中度的喉痉挛,面罩持续正压通气可能冲开痉挛

D. 小剂量琥珀胆碱松弛喉肌

E. 为赢得抢救时间,直接环甲膜穿刺通气

35. 治疗恶性高热特异性药物是 （　　）

A. 胰岛素 　　　　　　　　　　　　B. 地塞米松

C. 甘露醇 　　　　　　　　　　　　D. 碳酸氢钠

E. 丹曲林

36. 左室功能不全时 PCWP 的改变为 （　　）

A. 高于 LVEDP 　　　　　　　　　　B. 低于 LVEDP

C. 等于 LVEDP 　　　　　　　　　　D. 与 LVEDP 无一定关系

E. 与 LVEDP 呈负相关

37. 中心静脉压测定的禁忌证是 （　　）

A. 严重创伤、休克　　　　　　　　B. 穿刺部位有感染的患者

C. 需大量快速补充血容量　　　　　D. 安装临时起搏器

E. 施行心血管和大而复杂手术的患者

38. 下列哪项<u>不是</u>右侧颈内静脉穿刺的并发症　　　　　　　　　　（　　）

A. 血气胸　　　　　　　　　　　　B. 乳糜胸

C. 空气栓塞　　　　　　　　　　　D. 霍纳综合征

E. 大血管或心脏穿孔

39. 有创周围动脉压测定最常采用的动脉是　　　　　　　　　　　　（　　）

A. 右尺动脉　　　　　　　　　　　B. 左肱动脉

C. 左股动脉　　　　　　　　　　　D. 左桡动脉

E. 右桡动脉

40. <u>不属于</u>心排血量测定的指征的是　　　　　　　　　　　　　　（　　）

A. 肺水肿　　　　　　　　　　　　B. 指导补液量

C. 各类心力衰竭　　　　　　　　　D. 心脏及大血管手术

E. 严重创伤、休克、呼吸衰竭

41. 有关自体血回收的管理,下列哪项<u>不正确</u>　　　　　　　　　　（　　）

A. 大量输注自体血,应注意用鱼精蛋白拮抗肝素

B. 应防止医源性异物混入回收血

C. 回收的血液应尽快回输,一般不超过 48 小时

D. 为了防止红细胞的破坏,应尽量降低负压

E. 每次使用自体血回输机前,应使用肝素生理盐水预充贮血器

42. 成年男性通气储量百分比正常值以及列为胸部手术禁忌的通气储量百分

比分别是　　　　　　　　　　　　　　　　　　　　　　　　　（　　）

A. ≥90% 和 90% 或以下　　　　　　B. ≥95% 和 95% 或以下

C. ≥93% 和 70%～60% 或以下　　　 D. ≥85% 和 70%～60% 或以下

E. ≥70% 和 70%～60% 或以下

43. 为防止术中知晓,目前认为应维持 BIS 值小于　　　　　　　　　（　　）

A. 80　　　 B. 70　　　 C. 60　　　 D. 40　　　 E. 30

44. 患者,男性,在全麻下行食管癌根治术,支气管插管成功后翻身,发现单肺

通气失败,重新进行支气管导管定位,最可靠的方法是　　　　　　（　　）

A. 应用纤维支气管镜定位　　　　　B. 胸部听诊

C. 观察胸壁运动　　　　　　　　　D. 根据胸部 X 线定位

E. 运用通气肺压力峰值定位

45. 患者,女性,28 岁,身高 1.62 m,体重 55 kg,拟在喉罩通气静脉麻醉下行右

乳房纤维瘤切除术,最合适的喉罩型号为　　　　　　　　　　　　（　　）

A. 3 号   B. 5 号   C. 2 号   D. 3.5 号   E. 4 号

46. 患者,男性,67 岁,在表面麻醉下行"鼻息肉摘除术",手术开始后,病人立即出现烦躁不安、面色苍白、恶心呕吐、惊厥等症状,以下处理**不正确**的是   (   )

    A. 病人疼痛,追加麻醉药   B. 停止手术和麻醉

    C. 立即给氧   D. 静脉推注咪达唑仑 0.05 mg/kg

    E. 静脉予丙泊酚 1～2 mg/kg

47. 患者,女性,在颈丛麻醉下行"右甲状腺腺瘤切除术",麻醉后出现右侧眼结膜充血、瞳孔缩小、鼻塞、面微红及无汗,最有可能的是   (   )

    A. 喉返神经损伤   B. 霍纳综合征

    C. 膈神经阻滞   D. 气胸

    E. 椎动脉损伤

48. 患者,女性,35 岁,拟在连续硬膜外麻醉下行"胆囊切除术",麻醉开始 20 分钟后测麻醉平面为 T_4～T_{12},此时进行手术,血压、脉搏正常。术中探查胆囊时患者诉恶心,血压降至 86/50 mmHg,心率减慢至 52 次/分。最可能的原因是   (   )

    A. 低血容量性休克   B. 全脊椎麻醉

    C. 局麻药中毒   D. 局麻药对心肌抑制

    E. 迷走神经反射

49. 患者,男性,28 岁,在肌间沟入路臂丛麻醉下行"右手掌肿块切除术",术后出现爪形手,最有可能的是   (   )

    A. 桡神经损伤   B. 尺神经损伤

    C. 正中神经损伤   D. 上臂神经损伤

    E. 臂丛神经损伤

50. 患者,男性,28 岁,既往史和术前检查无异常,拟在硬膜外麻醉下行"阑尾切除术"。穿刺置管成功后给予 2% 利多卡因 2 ml(含 1:20 万肾上腺素),患者立即感心悸、气促、烦躁不安、面色苍白。最可能的诊断是   (   )

    A. 局麻药毒性反应   B. 肾上腺素反应

    C. 过敏反应   D. 全脊麻

    E. 交感神经阻滞

51. 患者,男性,40 岁,因"外伤性肝破裂"行急诊手术,术前血压 82/58 mmHg,脉搏 130 次/分。下列麻醉处理原则哪项**错误**   (   )

    A. 立即开放静脉,加快输血输液   B. 纠正电解质、酸碱紊乱

    C. 待休克纠正后马上手术   D. 首选气管内全麻

E. 加强呼吸循环功能监测

52. 患者,女性,38 岁,在腰麻下行"卵巢囊肿剥除术",术后第二天下床活动时
    出现头痛。下列处理哪项<u>不恰当</u>　　　　　　　　　　　　　　（　　）
    A. 采取头高脚低位　　　　　　　　　B. 必要时使用镇痛药
    C. 平卧休息　　　　　　　　　　　　D. 针刺治疗
    E. 必要时硬膜外腔注入生理盐水等

53. 患者,男性,39 岁,因"右肝癌",拟在全麻下行"右肝癌根治术",预计手术
    中出血量较多,术前开放静脉最合适的是　　　　　　　　　　　　（　　）
    A. 右上肢外周静脉　　　　　　　　　B. 左上肢外周静脉
    C. 下肢静脉　　　　　　　　　　　　D. 右颈内静脉
    E. 股静脉

54. 患者,女性,因胃癌术后进行化疗,故行右锁骨下静脉(锁骨下径路),穿刺
    时出现咳嗽,半小时后出现呼吸困难,最有可能的并发症是　　　　（　　）
    A. 膈神经损伤　　　　　　　　　　　B. 臂丛神经损伤
    C. 胸导管损伤　　　　　　　　　　　D. 胸膜损伤
    E. 心脏损伤

55. 患者,男性,45 岁,因肝癌根治术行右锁骨下静脉穿刺,输液后出现血压下
    降,脉压差减小,Ewart 征,提示可能出现　　　　　　　　　　　　（　　）
    A. 急性左心衰竭　　　　　　　　　　B. 心包填塞
    C. 空气栓塞　　　　　　　　　　　　D. 气胸
    E. 静脉内血栓形成

56. 患者,男性,因"风湿性心脏病、二尖瓣狭窄、主动脉瓣关闭不全",拟在全
    麻和体外循环下行二尖瓣和主动脉瓣置换术,术前行桡动脉穿刺监测动
    脉压,必须做下列哪个试验　　　　　　　　　　　　　　　　　　　（　　）
    A. 屏气试验　　　　　　　　　　　　B. 运动试验
    C. Allen's 试验　　　　　　　　　　D. 唤醒试验
    E. 吹火柴试验

57. 使用喉罩的适应证是　　　　　　　　　　　　　　　　　　　　　（　　）
    A. 支扩伴有咯血患者
    B. 误吸风险较大的患者
    C. 有自主呼吸不需要肌肉松弛的体表、四肢全麻手术的患者
    D. 重度扁桃体肥大的患者
    E. 急诊室中有意识的患者

58. 关于喉罩的叙述,<u>正确的</u>是　　　　　　　　　　　　　　　　（　　）
    A. 喉部水肿的发生率较高

B. 可用于肺顺应性降低的患者

C. 由通气导管和通气罩两部分组成

D. 有自主呼吸的患者不适用

E. 禁用于青光眼的患者

59. 饱食、腹胀患者急腹症行剖腹探查术,更为安全的麻醉方式是 （　　）

A. 局麻 　　　　　　　　　　　　B. 硬膜外麻醉

C. 保留自主呼吸静脉麻醉 　　　　D. 蛛网膜下隙麻醉

E. 气管内插管全麻

60. 预防胃内容物反流和误吸的措施,<u>不常用</u>的是 （　　）

A. 术前成人固体食物禁食 6 小时,清水禁饮 4 小时

B. 急症饱胃患者放置胃管吸引 　　C. 术前口服甲氧氯普胺

D. 术前晚口服抗 H_2 受体药 　　　E. 术前洗胃

61. 患者,女性,30 岁,有哮喘病史 20 余年,拟在全身麻醉下行腹腔镜卵巢囊肿剥除术,下列药物<u>不推荐</u>使用的是 （　　）

A. 七氟烷 　　　　　　　　　　　B. 异氟烷

C. 异丙酚 　　　　　　　　　　　D. 氯胺酮

E. 阿曲库铵

62. 预激综合征合并房颤推荐给予 （　　）

A. 洋地黄 　　　　　　　　　　　B. 钙通道阻滞剂

C. 腺苷 　　　　　　　　　　　　D. 普鲁卡因胺

E. 艾司洛尔

63. 下列哪项 ECG 变化<u>不是</u>冠状动脉供血不足时的表现 （　　）

A. T 波低平 　　　　　　　　　　B. 出现 U 波

C. ST-T 抬高 　　　　　　　　　D. ST-T 压低

E. T 波双相

64. 患者,男性,25 岁,因"昏迷 2 小时"入院。患者 5 天前不慎跌倒,颞部着地,昏迷 10 分钟后清醒,未就诊。2 小时前再度昏迷,来诊。CT 检查最可能的阳性指征是 （　　）

A. 颅骨内板与脑表面之间有双凸镜形或弓形密度增高影

B. 颅骨内板下低密度的新月形、半月形影像

C. 脑水肿

D. 颅内血肿

E. 脑室受压

A3 /A4 型题

65—66 题共用题干

患者,男性,60 岁,在连续硬膜外麻醉下行"腹股沟疝修补术",硬膜外置管后即给予 1.0%利多卡因+0.2%丁卡因混合液(含肾上腺素)5 ml,病人数十秒后出现心跳、呼吸骤停。

65. 最可能的原因是 （ ）

    A. 局麻药对心脏的毒性   B. 迷走反射

    C. 心肌梗死   D. 全脊椎麻醉

    E. 局麻药误入血管中毒反应

66. 最有效的预防措施是 （ ）

    A. 穿刺置管顺利   B. 注药前回抽无血液

    C. 正确的麻醉前用药   D. 预防性用阿托品、麻黄碱

    E. 正确使用试验剂量及试验药物

67—69 题共用题干

患者,男性,50 kg,拟行面部手术,用 1%利多卡因 20 ml(含 1：40 万 U 肾上腺素)局部浸润麻醉后,患者烦躁、多语、寒战、面部肌肉抽搐。

67. 该患者发生了什么情况 （ ）

    A. 肾上腺素反应   B. 局麻药过敏反应

    C. 局麻药毒性反应   D. 输液反应

    E. 局麻药高敏反应

68. 该患者出现这些反应最可能的原因是 （ ）

    A. 超过一次最大剂量   B. 术前未用巴比妥类药

    C. 面部血运丰富   D. 直接注入血管

    E. 患者低蛋白血症

69. 对该患者的处理措施下列哪项<u>不恰当</u> （ ）

    A. 立即停止使用局麻药   B. 静脉使用阿托品

    C. 静脉使用咪达唑仑   D. 吸氧

    E. 保持呼吸道通畅

70—71 题共用题干

某产妇在连续硬膜外麻醉下行剖宫产术,给予 1.0%利多卡因+0.2%丁卡因混合液(含肾上腺素)5 ml 后 2 分钟,产妇出现头晕、心悸,血压降至 80/56 mmHg,心率增至 120 次/分。

70. 最可能的诊断为 （ ）

A. 仰卧位低血压综合征　　　　　　　B. 全脊麻

C. 局麻药过敏　　　　　　　　　　　D. 肾上腺素反应

E. 局麻药毒性反应

71. 下列哪项处理措施<u>不恰当</u>　　　　　　　　　　　　　（　　）

A. 鼻导管给氧　　　　　　　　　　　B. 将产妇右臀部垫高

C. 加快输液　　　　　　　　　　　　D. 将产妇左侧卧

E. 肌内注射麻黄碱 30 mg

72—74 题共用题干

危重病患者,年轻医师行右颈内静脉穿刺,置管成功后,患者出现呼吸加速,听诊右呼吸音减低,叩诊过清音。

72. 诊断首先考虑为　　　　　　　　　　　　　　　　　　（　　）

A. 气胸　　　　　　　　　　　　　　B. 血胸

C. 心脏压塞　　　　　　　　　　　　D. 臂丛神经损伤

E. 空气栓塞

73. 需进一步检查是　　　　　　　　　　　　　　　　　　（　　）

A. 查血常规　　　　　　　　　　　　B. 头颅 CT

C. 胸片　　　　　　　　　　　　　　D. 精神安慰

E. 胸部 CT

74. 胸片提示 50% 右侧肺被压缩,首选的处理措施是　　　　　（　　）

A. 胸腔闭式引流

B. 绝对卧床休息

C. 胸膜腔穿刺抽气

D. 经内镜使用激光或黏合剂使裂口闭合

E. 外科手术修补

75—76 题共用题干

某急性胰腺炎患者,右颈内静脉置管给 TPN 7 天,突发寒战和高热,血培养为金黄色葡萄球菌。

75. 最可能的诊断是　　　　　　　　　　　　　　　　　　（　　）

A. ARDS

B. 多器官功能不全综合征（MODS）

C. 导管源性脓毒症

D. 急性出血坏死性胰腺炎

E. 金黄色葡萄球菌性肺炎

76. 下列哪项处理是错误的　　　　　　　　　　　　　　　　（　　）

A. 8 h 后发热不退,拔除导管　　　　　B. 导管尖端细菌培养

C. 根据药敏调整抗生素　　　　　　　　D. 物理降温

E. 剖腹探查,行胰腺坏死组织清除术

二、简答题

1. 气管内插管有哪些禁忌证或相对禁忌证?

2. 请简述支气管插管的适应证。

3. 简述喉罩的优缺点。

4. 颈神经丛阻滞有哪些并发症?

5. 请述腰麻时局麻药阻滞的顺序?

6. 蛛网膜下隙阻滞有哪些并发症?

7. 影响硬膜外麻醉平面的因素有哪些?

8. 中心静脉穿刺的指征有哪些?

9. 中心静脉穿刺有哪些并发症?

10. 血液回收有哪些禁忌证?

参 考 答 案

一、选择题

1. D　**2.** C　**3.** E　**4.** E　**5.** E

6. C　**解析:** 压迫甲状软骨可能会发生杓状软骨关节脱位的危险,引起声音嘶哑,应尽量避免。

7. A　**8.** D　**9.** E

10. B　**解析:** 喉罩的密封性没有气管导管好,有误吸的可能性。

11. E　**12.** C　**13.** E

14. B　**解析:** 胸锁乳突肌后缘中点为 C_4 横突处。

15. B　**16.** B　**17.** C　**18.** A　**19.** C　**20.** C　**21.** B　**22.** D　**23.** C

24. C　**解析:** 不是所有病人在硬膜外麻醉时都应在局麻药中加入肾上腺素,例如高血压、甲亢等病人。

25. D　**解析:** 在硬膜外穿刺置管时,切忌在穿刺针内将硬膜外导管退出,应连同穿刺针一起退出。

26. C　**27.** B　**28.** D

29. E　**解析:** 硬膜外血肿的原因有多种原因;采用旁入法以及血小板和

凝血功能正常的患者也会发生;硬膜外出现血肿,脑脊液中的蛋白含量并不增高。

30. D　**31.** C　**32.** A　**33.** C　**34.** E

35. E　**解析:**恶性高热是一种高代谢综合征,是由于肌浆网为终止肌肉收缩而再摄取 Ca^{2+} 的能力降低所致。在其治疗之中,胰岛素常与葡萄糖联合应用,目的是缓解高血钾。地塞米松用于辅助缓解肌强直和降低体温,$Na HCO_3$ 用于纠正酸中毒。甘露醇的应用是防止肌红蛋白尿损伤肾脏。唯有丹曲林通过抑制肌浆网释放 Ca^{2+} 发挥特异性治疗效果。

36. B　**37.** B　**38.** B　**39.** D　**40.** B

41. C　**解析:**处理过的血液应尽快回输,一般室温下保存(20~24℃)不超过 6 小时,冷藏(1~6℃)保存不超过 24 小时。

42. C　**43.** C　**44.** A　**45.** E　**46.** A　**47.** B　**48.** E　**49.** B　**50.** B
51. C

52. A　**解析:**腰麻后低颅压性头痛是由于脑脊液漏出引起,应适当加大补液量、尽早进食和饮水、采取平卧位或者头低位,头痛剧烈可予镇静镇痛药。

53. D　**54.** D　**55.** B　**56.** C　**57.** C　**58.** C　**59.** E　**60.** E　**61.** E
62. D　**63.** B　**64.** A　**65.** D　**66.** E　**67.** C　**68.** D　**69.** B　**70.** A
71. E　**72.** A　**73.** C　**74.** A　**75.** C　**76.** E

二、简答题

1. 气管内插管有哪些禁忌证或相对禁忌证?

喉水肿、急性咽炎、喉头黏膜下血肿,但当气管内插管作为抢救病人生命所必须采取的抢救措施时,均无绝对禁忌证存在。

2. 请简述支气管插管的适应证。

(1)大咯血、肺脓肿、支气管扩张痰量过多或肺大泡有明显液面的湿肺病人;

(2)支气管胸膜瘘和气管食管瘘;

(3)拟行肺叶或全肺切除术的患者;

(4)外伤性支气管断裂及气管或支气管成形术;

(5)食管肿瘤切除或食管裂孔疝修补;

(6)分侧肺功能试验或单肺灌洗治疗;

(7)胸主动脉瘤切除术;

(8)主动脉缩窄修复术;

(9)动脉导管未闭关闭术等。

3. 简述喉罩的优缺点。

优点:① 置入喉罩时不需颈部运动,不需要使用肌松药;② 不需要喉镜,易学易操作,置入迅速,无误入食道和支气管的可能性;③ 对病人刺激小,插管反应轻,对喉部损伤小,术后喉痛、咳嗽、喉水肿的发生率低。

缺点:① 有误吸的可能;② 不耐受气道高压;③ 需一定的麻醉深度,麻醉过浅可致喉痉挛;④ 声门上部或下咽部损伤、重度扁桃体肥大、明显喉或气管偏移者不宜使用。

4. 颈神经丛阻滞有哪些并发症?

(1) 药液误入硬膜外间隙或蛛网膜下隙,引起高位硬膜外阻滞或全脊髓麻醉;

(2) 误入颈动脉或椎动脉引起局麻药的毒性反应;

(3) 膈神经阻滞,引起呼吸困难;

(4) 阻滞喉返神经,发音嘶哑或失声,甚至出现呼吸困难;

(5) 阻滞颈交感神经节,引起霍纳综合征;

(6) 椎动脉损伤引起局部血肿。

5. 请述腰麻时局麻药阻滞的顺序?

局麻药阻滞神经的顺序先从自主神经开始,次之为感觉神经纤维,运动神经纤维及有髓鞘的本体感觉纤维最后被阻滞。消退顺序与阻滞顺序相反。

不同神经纤维的阻滞顺序为:血管舒缩→寒冷刺激→温感→对不同温度的辨别→慢痛→快痛→触觉→运动麻痹→压力感→本体感。

6. 蛛网膜下隙阻滞有哪些并发症?

(1) 头痛:主要因脑脊液经穿刺孔漏出引起。

(2) 尿潴留:由于 S_2~S_4 的阻滞,可使膀胱张力丧失。

(3) 神经并发症:脊麻致神经损害原因为局麻药的组织毒性、意外的带入有害物质及穿刺损伤。常见神经并发症包括:

① 脑神经受累:脑脊液从硬膜外穿刺孔溢出,脑脊液量减少,降低了对脑组织的"衬垫作用",脑神经缺血,损害神经功能。

② 假性脑膜炎:多在脊麻后 3~4 天发病,临床表现主要是头痛及颈项强直,凯尔尼格征阳性。

③ 粘连性蛛网膜炎:先有疼痛及感觉异常,以后逐渐加重至感觉丧失。刺激性异物及化学品、高渗葡萄糖、蛛网膜下隙出血均可引起。

④ 马尾神经综合征:脊麻后下肢感觉及运动功能长时间不恢复。

⑤ 脊髓炎:是局麻药对含髓磷脂组织的影响,并非由细菌感染引起。

7. 影响硬膜外麻醉平面的因素有哪些?

(1) 最重要的是穿刺部位;

(2) 导管的位置与方向;

(3) 药物容量和注药速度,容量欲大,注速愈快,阻滞范围愈广;

（4）体位：硬膜外间隙注入药物，其扩散很少受体位影响，故临床可不必调整体位；

（5）病人的全身情况：婴幼儿、老人和孕妇应适当减少麻醉药用量。

8. 中心静脉穿刺的指征有哪些？

（1）严重休克、创伤及急性循环衰竭等危重病人，无法做周围静脉穿刺者；

（2）需快速大量补充血容量的患者；

（3）需长期静脉输注高渗或有刺激性液体及实施全静脉营养者；

（4）经中心静脉安置临时起搏器；

（5）测定中心静脉压；

（6）需长期多次静脉取血化验及临床研究；

（7）循环功能不稳定实施心血管和其他大而复杂手术的病人。

9. 中心静脉穿刺有哪些并发症？

（1）血气胸；

（2）局部血肿；

（3）胸导管损伤；

（4）空气栓塞；

（5）血栓形成和栓塞；

（6）感染；

（7）心脏穿孔。

10. 血液回收有哪些禁忌证？

（1）血液受胃肠道内容物、消化液或尿液污染者；

（2）血液可能受肿瘤细胞污染者；

（3）有脓毒血症或菌血症者；

（4）合并心、肺、肝、肾功能不全或原有贫血者；

（5）胸腔、腹腔开放性损伤超过 4 小时以上者；

（6）凝血因子缺乏者等。

第十二章 危重病医学

一、名词解释

电除颤

二、选择题

A1/A2 型题

1. 慢性肺心病患者,痰液黏稠,首选的治疗措施是 （　　）
    A. 气管切开 　　　　　　　　　B. 气管插管
    C. 使用肾上腺皮质激素 　　　　D. 雾化吸入
    E. 肌注糜蛋白酶

2. 心肺复苏时,胸外按压的频率为 （　　）
    A. 80～100 次/分 　　　　　　　B. 至少 100 次/分
    C. 120 次/分 　　　　　　　　　D. 60～80 次/分
    E. 100～120 次/分

3. 对成人实施双人心肺复苏时,胸外按压与通气的比率为 （　　）
    A. 30∶2 　　　　　　　　　　　B. 15∶2
    C. 30∶1 　　　　　　　　　　　D. 15∶1
    E. 30∶3

4. 实施心肺复苏时,胸外按压的部位为 （　　）
    A. 心脏前方的胸壁 　　　　　　B. 心尖部
    C. 胸骨中段 　　　　　　　　　D. 胸骨左缘第五肋间
    E. 胸骨下半部,即双乳头之间

5. 成人心肺复苏时胸外按压,使胸骨下段下陷的深度为 （　　）
    A. 胸廓前后径的一半 　　　　　B. 2～3 cm
    C. 4～5 cm 　　　　　　　　　　D. 至少 5 cm
    E. 胸廓前后径的 1/3

6. 在心脏停搏时每次吹气时间为 （　　）
    A. 快速用力吹气 　　　　　　　B. 保持正常的吸呼比
    C. 小于 1 秒 　　　　　　　　　D. 持续 1 秒以上
    E. 与呼气时间等同

7. 在成人心肺复苏中,人工呼吸的频率为 （　　）

    A. 6~8 次/分   B. 8~10 次/分

    C. 10~12 次/分   D. 12~14 次/分

    E. 14~16 次/分

8. 成人心肺复苏时胸外按压实施者交换按压操作的时间间隔为 （　　）

    A. 2 分钟   B. 3 分钟

    C. 5 分钟   D. 10 分钟

    E. 15 分钟

9. 使用双向波除颤仪,电击能量选择为 （　　）

    A. 100 J   B. 100~150 J

    C. 150~200 J   D. 300 J

    E. 360 J

10. 成人心肺复苏时,打开气道的最常用方式为 （　　）

    A. 托颏法   B. 双手推举下颌法

    C. 仰头举颏法   D. 环状软骨压迫法

    E. 放置口咽通气道

11. 心室颤动/无脉性室性心动过速治疗时,推荐电击次数为 （　　）

    A. 1 次   B. 2 次

    C. 3 次   D. 4 次

    E. 5 次

12. 心因性猝死最常发生于 （　　）

    A. 主动脉瓣狭窄   B. 冠心病

    C. 二尖瓣脱垂   D. 肥厚型心肌病

    E. 心内膜炎

13. 心脏骤停早期最佳的诊断指标是 （　　）

    A. 测不到血压   B. 瞳孔突然明显散大

    C. 呼吸停止   D. 颈动脉和股动脉搏动消失

    E. 面色苍白和口唇发绀

14. 心脏骤停复苏后最易出现 （　　）

    A. 心肌损伤   B. 肾小管坏死

    C. 肺水肿   D. 肝小叶中心坏死

    E. 脑损伤

15. 对基础生命支持要求,<u>正确</u>的是 （　　）

    A. ABC 原则

    B. BAC 原则

C. CAB 原则

D. 2 次人工呼吸后再行心脏按压

E. 在院外急救时,非医务人员操作也必须胸外心脏按压和人工呼吸按规定同时进行

16. 呼气末正压通气对肺功能的影响**错误**的是　　　　　　　　　　（　　）

A. 可使萎陷的肺泡重新扩张　　　　　B. 增加功能残气量

C. 降低肺顺应性　　　　　　　　　　D. 改善通气和氧合

E. 减少肺内分流

17. 下列一种通气模式已成为撤离呼吸机前的必要方式的是　　　　　（　　）

A. PSV(压力支持)　　　　　　　　　B. PEEP(呼气末正压)

C. SIMV(同步间隙指令性通气)　　　D. CPAP(持续气道正压)

E. Bi-PAP(双水平气道正压)

18. 后期心肺复苏的药物治疗,下列哪项**错误**　　　　　　　　　　（　　）

A. 首选肾上腺素

B. 阿托品适用于严重窦性心动过缓者

C. 利多卡因是治疗室性心律失常的有效药物

D. 氯化钙适用于高血钾或低血钙引起的心脏停搏者

E. 碳酸氢钠是纠正代谢性酸中毒的主要药物,所有复苏患者应早期使用

19. 胸外除颤时,电极板应放置的部位是　　　　　　　　　　　　　（　　）

A. 胸部两侧对称位置

B. 胸骨左缘第二肋间,心尖区

C. 胸骨右缘第二肋间,心尖区

D. 胸骨右缘第三肋间,胸骨左缘第二肋间

E. 胸骨右缘锁骨下方,胸骨左缘第二肋间

A3/A4 型题

　　20—22 题共用题干

　　4 岁患儿,体重 15 kg,因"肠套叠呕吐 7 天"入院。查体:呼吸深快,频率 40 次/分,血压 80/50 mmHg。急诊手术,术中突发心搏骤停。

20. 该患儿实施双人心肺复苏,下列操作**正确**的是　　　　　　　　（　　）

A. 心脏按压的频率为 100 次/分　　　B. 心脏按压的深度为 2.5～4 cm

C. 心脏按压的部位在胸骨中 1/2　　　D. 按压与吹气比例为 30∶2

E. 每次按压后手掌不要离开胸壁

21. 心电监护显示心室纤颤,准备除颤,下列哪项**不正确**　　　　　　（　　）

A. 首先保证呼吸通畅,保证供氧

B. 如 ECG 为细颤应将其转为粗颤

C. 尽量纠正酸中毒

D. 两电极板分别置于胸骨左右缘第 4 肋间

E. 应在呼气末放电

22. 上例首次除颤所需电能正确的是 　　　　　　　(　)

A. 100 J

B. 50 J

C. 30 J

D. 150 J

E. 40 J

三、简答题

1. 进一步生命支持除了应继续基础生命支持外,还应采取哪些措施?
2. 肾上腺素为心脏骤停和 CPR 期间的首选药物,其作用机制是什么?

参 考 答 案

一、名词解释

电除颤:又称电复律,使用高能电脉冲作用于心脏,治疗多种快速心律失常及心脏骤停的一种治疗技术,分为同步和非同步两种。

二、选择题

1. D　**2.** B　**3.** A　**4.** E　**5.** D　**6.** D　**7.** B　**8.** A　**9.** C

10. C　**11.** A　**12.** B　**13.** D　**14.** E　**15.** C　**16.** C　**17.** C

18. E　**解析**:在 CPR 初期心搏骤停患者常表现为混合性酸中毒,尤以呼吸性酸中毒为主,因此,在 CPR 时需在通气足够的条件下使用 $NaHCO_3$,否则反而引起 CO_2 蓄积而加重酸中毒。

19. C　**20.** E　**21.** D　**22.** C

三、简答题

1. 进一步生命支持除了应继续基础生命支持外,还应采取哪些措施?

(1) 早期除颤:因心搏骤停患者中,50%以上的患者表现为室颤,故目前主张对心搏骤停的患者应及早进行迅速有效的电除颤;

(2) 药物治疗:包括液体、肾上腺素、血管加压素、抗心律失常药、碳酸氢钠、钙剂、镁离子等;

(3) 机械通气(氧疗);

(4) 循环支持:主要利用辅助设备代替标准人工 CPR,提高心排量,改善器官的血液灌注,促进自主循环早起恢复,进而提高生存率。

2. 肾上腺素为心脏骤停和 CPR 期间的首选药物,其作用机制是什么?

（1）激动外周血管 α 受体,提高平均动脉压,增加心脑血液灌注;

（2）激动冠状动脉和脑血管 β 受体,增加心脑血流量;

（3）使心肌的细颤转为粗颤,有利于电除颤。

拟交感胺类药物,如异丙肾上腺素、小剂量多巴胺、多巴酚丁胺,仅激动 β 受体,对自主循环的恢复没有帮助,不推荐为 CPR 常规药物。

附：专家共识

选择题

A1/A2 型题

1. 影响肌松药作用的因素,下列哪一项是错误的　　　　　　　　（　　）

    A. 呼吸性酸中毒病人肌松作用延长

    B. 低温使肌松药作用时效延长

    C. 氨基苷类抗生素可增强肌松药作用

    D. 肝肾功能不全者宜用阿曲库铵、顺式阿曲库铵

    E. 低钾、低钙、高镁等不影响肌松药的作用效果

2. 关于琥珀胆碱,下列说法哪项错误　　　　　　　　　　　　　（　　）

    A. 使颅内压、胃内压、眼内压升高　　　B. 可引起术后肌痛

    C. 可用抗胆碱酯酶药拮抗　　　　　　　D. 经血浆假性胆碱酯酶水解

    E. 禁用于大面积烧伤、严重创伤、截瘫患者

3. 肌松药残留阻滞作用的预防,错误的是　　　　　　　　　　　（　　）

    A. 根据患者情况和手术需要,选用合适的肌松药和剂量,应给予能满足手术要求的最低剂量

    B. 改善患者全身情况,防止低体温,维持电解质正常和酸碱平衡

    C. 术毕及早进行肌松药残留阻滞作用的拮抗

    D. 拔除气管内导管后,应在手术室或恢复室严密观测患者神志、保护性反射、呼吸道通畅度、肺泡通气量及氧合状态,至少 30 分钟确保患者安全

    E. 监测肌力恢复情况,注意肌松药药效的个体差异

4. 椎管内阻滞防治低血压和心动过缓的措施错误的是　　　　　（　　）

    A. 避免不必要的阻滞平面过广、纠正低血容量

    B. 对施行剖宫产的患者常规右侧倾斜 30°体位

    C. 椎管内阻滞前必须建立通畅的静脉通路,输入适量液体;一般治疗措

施,包括吸氧、抬高双下肢、加快输液等

  D. 中至重度或迅速进展的低血压,静注麻黄碱;对严重的心动过缓,静注阿托品

  E. 严重低血压和心动过缓,静注阿托品和麻黄碱,如无反应立即静注小剂量肾上腺素($5\sim10\ \mu g$)

5. 关于紧急气道的概念,<u>错误</u>的选项是   （   ）

  A. 紧急气道指同时存在困难面罩通气和困难气管插管

  B. 当遇到紧急气道时,病人极易陷入缺氧状态,必须紧急建立气道

  C. 紧急气道时,少数病人可能存在既不能插管也不能通气

  D. 紧急气道可导致气管切开、脑损伤甚至死亡

  E. 处理紧急气道的目的并非无创,而是挽救生命

6. 体检评估气道的方法,下列哪一项描述<u>错误</u>   （   ）

  A. Mallampati 分级级别愈高,提示困难气道的可能性愈大

  B. 张口度小于 3 cm 或检查者两横指,提示可能困难喉镜显露

  C. 甲颏距离小于 6 cm 或检查者三横指,提示气管插管可能困难

  D. 病人不能上下门齿对齐,提示气管插管可能困难

  E. Cormack 和 Lehane 喉镜显露分级,级别愈低,提示困难插管的可能性愈大

7. 患者,女性,60 岁,拟行"甲状腺癌根治术",术前访视患者有呼吸困难,不能平卧,右侧卧位有所缓解,CT 提示颈前巨大占位,压迫气管,并将气管向左侧推移,气管管径最狭窄处为 0.6 cm,余各项检查均无异常,以下处理错误的是   （   ）

  A. 此患者可评估为明确的困难气道,诱导方式选择清醒镇静表面麻醉

  B. 镇静的理想目标是使病人处于闭目安静、镇痛、降低恶心呕吐敏感性和遗忘,同时又能被及时唤醒、高度合作的状态

  C. 在表面麻醉辅助镇静的基础上,酌情使用琥珀酰胆碱

  D. 诱导前需备好吸引装置、插管钳、至少三种不同型号的气管导管及处理困难气道的相关物品

  E. 确保至少有一名对困难气道有经验的高年资麻醉医师主持气道管理,并有一名助手参与

8. 关于小儿气道解剖及气道管理的特点,<u>不正确</u>的是   （   ）

  A. 小儿喉腔狭小呈漏斗形,最狭窄的部位在环状软骨水平,软骨柔软,声带及黏膜柔嫩,易发生喉水肿

  B. 3 岁以下小儿,行气管内插管导管插入过深或异物进入时,进入右主支气管的几率更小

C. 小儿潮气量为 6～8 ml/kg,死腔的轻微增加即可严重威胁小儿的气体交换

D. 小儿面罩通气应避免手指在颏下三角施压,引起呼吸道梗阻、颈部血管受压或颈动脉窦受刺激,可采取头侧位便于保持气道通畅和口腔分泌物外流

E. 带套囊导管的选择为 ID＝年龄(岁)/4＋4,经口气管插管的深度约为年龄(岁)/2＋12 cm

9. 吸入麻醉药在使用中不可避免地要泄露于大气中,这些气体是否会对暴露人群的健康产生危害是令人关心的问题,特别是令在手术室工作的人员担心。下列说法错误的是　　　　　　　　　　　　　　（　　）

A. 手术室应配备麻醉废气清除系统并定期维护

B. 建立规范的手术室操作常规,使麻醉废气泄漏最小化

C. 对于相关工作人员进行教育,包括麻醉废气对工作人员的影响,通过规范的操作常规来减少麻醉废气对工作环境的污染

D. 推荐对手术室或恢复室空气中麻醉气体浓度进行常规监测

E. 每个存在麻醉废气泄漏的机构都应有相关的应对措施和制度,工作人员可随时报告可疑的、与工作相关的健康隐患问题

10. 麻醉过程中发生的过敏反应大部分均有心血管系统表现、支气管痉挛和皮肤、黏膜症状,下列处理过敏反应的措施错误的是　　　　　　（　　）

A. 立即停止给予可疑药物

B. 稳定循环,快速输注电解质溶液,及时静注小剂量肾上腺素

C. 适当减浅麻醉

D. 静注肾上腺皮质激素

E. 抗组胺药物的联合应用:异丙嗪＋雷尼替丁

11. 患者,男性,55 岁,体重 60 kg,拟行结肠癌切除术,手术时间 3 小时,预计应补充第三间隙液体丢失量大约为　　　　　　　　　　　　（　　）

A. 1 ml/(kg・h)　　　　　　　　　　B. 3 ml/(kg・h)

C. 6 ml/(kg・h)　　　　　　　　　　D. 10 ml/(kg・h)

E. 12 ml/(kg・h)

12. 儿童患者,7 岁,体重 25 kg,拟行剖腹探查术,手术时间 2 小时,术中基础补液量为　　　　　　　　　　　　　　　　　　　　　　（　　）

A. 60 ml　　　　　　　　　　　　　B. 130 ml

C. 150 ml　　　　　　　　　　　　　D. 180 ml

E. 200 ml

13. 心脏每搏量变异(SVV)是指在机械通气时,在一个呼吸周期中心脏每搏

量(SV)的变异程度,通常认为当 SVV 多大时,提示循环血量不足 （　　）

A. SVV>5%　　　　　　　　　　B. SVV>7%

C. SVV>9%　　　　　　　　　　D. SVV>11%

E. SVV>13%

14. 下列哪项不是冷沉淀主要含有的物质 （　　）

A. Ⅷ因子　　　　　　　　　　B. Ⅸ因子

C. ⅩⅢ因子　　　　　　　　　D. vWF

E. 纤维蛋白原

15. 关于胶体溶液的特点,下列哪项叙述不正确 （　　）

A. 能维持血浆胶体渗透压并有效扩充血浆容量

B. 胶体溶质相对分子量>10 000

C. 能增加肾小球滤过率

D. 能限制和防止肺间质水肿

E. 大量输注羟乙基淀粉可引起凝血障碍

16. 患者,女性,38 岁,拟在全身麻醉下行"腹腔镜胆囊切除术"。现对该患者发生术后恶心呕吐的风险进行评估,除了哪项外,其余都是增加 PONV 发生的危险因素 （　　）

A. 该患者为女性病人　　　　　　B. 该患者有多年吸烟史

C. 该患者有晕动病史　　　　　　D. 术中应用异氟醚

E. 术中术后应用芬太尼

17. 降低 PONV 风险的方案不包括 （　　）

A. 尽量避免全身麻醉,可采用区域麻醉

B. 避免应用挥发性麻醉药

C. 使术中及术后的阿片类药物剂量最小化

D. 避免应用丙泊酚诱导

E. 给予患者补充足够液体

18. 关于 PONV 的预防性应用止吐药,以下说法正确的是 （　　）

A. 对于 PONV 高风险患者,建议采用联合治疗或多形式治疗进行预防

B. 预防儿童 PONV,不宜联合应用多种止吐药

C. 不论 PONV 风险高低,所有手术患者均能从预防性止吐治疗中获益

D. 对于预防性治疗失败的 PONV 患者,应及时在 6 小时内重复给予所使用的预防性止吐药

E. 发生于术后 6 小时以后的 PONV,可重复使用地塞米松

19. 关于多模式镇痛的描述哪个不正确 （　　）

A. 联合应用不同镇痛药物或镇痛方法

B. 镇痛药物的作用相加或协同,同时每种药物的剂量减小

C. 只有对阿片类药物耐受的患者采用多模式镇痛

D. 非阿片类镇痛药物在多模式镇痛中有重要作用,可以减少阿片类药物不良反应

E. 获得镇痛效果的同时减少不良反应的发生

20. 关于术后常用镇痛药物的描述,<u>不正确</u>的是 　　　　　　　　　　　　(　)

A. 阿片类药物是治疗中、重度疼痛的常用药物

B. 局麻药联合阿片类药物用于术后硬膜外镇痛,可达到镇痛协同作用

C. 曲马朵具有独特的双重镇痛机制,兼有弱阿片和非阿片两种性质

D. COX 抑制药均有"封顶效应",故不宜超量给药

E. 当一种 COX 抑制药镇痛效果不佳时,可以加用另一种 COX 抑制药

参 考 答 案

选择题

　1. E　　**2.** C　　**3.** C　　**4.** B　　**5.** A　　**6.** E　　**7.** C　　**8.** B　　**9.** D

　10. C　**11.** C　**12.** B　**13.** E　**14.** B　**15.** C　**16.** B　**17.** D　**18.** A

　19. C　**20.** E